정력의 재발견
벗겨봐

양우원 지음

모아북스
MOABOOKS

정력의 재발견

벗겨봐

양우원 지음

모아북스
MOABOOKS

| 이 책을 펼치기 전에 |

꼬리에 꼬리를 물며 펼쳐지는
유쾌한 지식 반전, 벗겨봐 시리즈!

상식의 고수도 말해주지 않는 개념의 의미를 읽는다

2000년대를 살아가는 현대인은 인류 역사를 통틀어 가장 똑똑한 사람들이다. 과학기술과 의학의 발전으로 지난 시기에 비해 윤택한 삶을 살고 있고, 고등교육이 일반화된 덕에 아는 것도 많아졌다.

우리는 초등학교부터 고등학교 때까지 삶에서 필요한 경제, 문화, 건강과 관련한 거의 모든 지식을 배운다. 하지만 그 지식을 얼마나 잘 써먹는가는 별개의 문제다. 여러분은 어떤가? 학교에서 배운 지식들을 실생활에서 제대로 응용하고 있는가? 무슨 일이 닥쳐도 지금껏 배워온 지식으로 어려움을 이겨낼 자신이 있는가?

이 대답에 '그렇다'고 대답한다면 당신은 대단하다. 대부분은 사회에 나가 실생활에 부닥치면서 지금껏 알고 있던 지식이 '교과서에서 배운 것'에 불과했음을 깨닫게 되기 때문이다.

상식의 껍질을 벗기는 지식의 라이브러리

인간은 무한대로 발전하는 존재다. 지식 면에서도 그렇다. 우리는 얼마든지 박학다식해질 수 있다. 평생교육과 평생지식의 시대, 이제 지식의 업데이트는 삶의 질을 높이는 데 필수불가결한 요소가 되었다.

10년 전에 통했던 대부분의 지식은 오늘날에는 그대로 적용되지 않는다. 주변을 둘러보라. 세상은 끊임없이 변하고, 수많은 가치관과 통념들이 무너지고 있다. 과학자들이 실험을 통해 오류를 고쳐나가고 새로운 발견을 해내듯, 이제 우리도 지식 4.0 시대를 대비해 지식 업데이트를 해야 한다.

재미있고 활용도 높은 벗겨봐 시리즈, 과연 옳은가!

그럼에도 이 시대에도 유효한 진리가 하나 있다면 어떻겠는가? 바로 '아는 것이 힘'이라는 진리다.

삶이 빡빡하다고 생각하는 당신에게 즐거운 '지식 반전'을 선사하는 벗겨봐 시리즈는 우리 삶에 가장 가까운 편견 없는 주제들을 통해 새로운 지식의 문을 열어준다. 지금까지 틀에 박힌 상식으로 세상을 대했다면, 벗겨봐 시리즈는 편견을 벗어나 삶과 밀접한 지식을 얻을 수 있는 새로운 기회가 될 것이다.

풍부하고 편견 없는 지식을 가진 사람은 직장생활과 가정생활, 그 외의 수많은 인간관계들 속에서 훌륭하게 어려움을 헤쳐 나간다. 어딜 가도 고리타분한 사람이라는 말을 듣지 않는 사람, 주변 사람에게 즐거움과 지식을 나눠주는 사람을 꿈꾸는가? 그렇다면 벗겨봐 시리즈가 여러분의 곁에서 훌륭한 조언자가 될 것이다.

| 머리말 |

누가 뭐래도 씩씩한 남자!
원활해야 만사형통! 승승장구!

　세상에 우리 한국 남자들만큼 정력에 집착하는 민족이 또 있을까요? 정력에 좋다는 음식이라면 그게 무엇이 되었든 싹쓸이하듯 먹어치우는 습성 때문에, 설혹 바퀴벌레일지라도 정력에 좋다고만 하면 금세 씨가 마를 것이라는 농담이 있을 정도이니 말입니다.
　요즘은 TV광고에서도 강장제나 정력제를 대놓고 홍보하고 있고, 쇼 오락프로그램에서도 예전과 달리 남녀의 성생활이나 정력 문제를 거리낌 없이 소재로 다루곤 합니다. 남성 전문 패션몰에서는 정력 팬티라는 듣도 보도 못한 상품이 날개 돋친 듯 팔려나가고, 매체의 광고란에서는 남성 성기 확대술을 받으라며 끈질긴 유혹의 메시지를 보냅니다. 인터넷 검색창을 잠깐만 들여다봐도 얼마나 많은 사람들이 정력에 대해 호기심을 가지고 있는지, 또 얼마나 많이 정력 문제로 고민하고 있는지 금방 알 수 있습니다.

하지만 정작 "정력이 무엇이냐"고 물으면 선뜻 대답하는 사람이 의외로 적습니다.

"정력은 힘이죠, 힘!"

"글쎄요, 정력은 사정할 때까지의 시간이 긴 거 아닌가요?"

"정력은 뭐니 뭐니 해도 대물이죠. 우람하고 늠름한 남성의 심볼!"

그나마 흔하게 접할 수 있는 이런 답변들도 정력의 진짜 개념과는 거리가 상당히 멉니다. 남자들이 생각하는 정력이란 결국 여자를 '뿅가게' 하는 테크닉 같은 것입니다만, 문제는 여자들의 오르가즘은 남자들이 생각하는 것처럼 '크고 굵직한 페니스의 삽입'만으로는 절대로 오지 않는다는 데 있습니다. 즉 지치지 않는 체력, 단단한 근육, 오랜 시간 동안의 삽입과 격렬한 피스톤 운동 자체로는 상대 여성을 소위 '홍콩으로 보내기'가 매우 힘들다는 것이지요. 또 여성의 거의 절반 가까이가 파트너와의 섹스에서 오르가즘을 연기한다는 사실을, 알고 계시는지요?

일반적으로 생각하는 '정력'의 개념으로는 정력의 목적「여성을 황홀하게 하기」를 달성하기 힘들다니 참으로 아이러니하지 않습니까?

이처럼 많은 사람들이 정력에 대해 오해하고 있습니다만, 이는 한편으로 당연한 것이기도 합니다. 정력에 대해 제대로 배울 수 있는 곳도, 가르쳐주는 곳도 전혀 없기 때문입니다. 학교에서 가르쳐주는 것도 아니고, 제대로 정리가 된 학술서가 있는 것도 아닙니다.

몸으로 부딪치며 이해해 가기엔 애초부터 모호한 기준이라 자신의 정력이 센지 약한지, 적당한지 아닌지를 좀체 가늠하기가 힘듭니다. 친구들과 대화를 해봤자 소위 '야동'에서 얻을 수 있는 정보 이상의 것은 듣기가 힘듭니다.

그렇다고 해서 정력에 대해 계속 모르고 살 수는 없는 노릇입니다. 본인은 나름대로 정력이 세다고 생각하고 의기양양해 했는데, 정작 상대 여성이나 부인은 잠자리에 대한 불만이 날로 쌓여가고 있을 수 있으니까요. 또 정력에 대해 잘못된 통념을 가지고 있을 경우, 성기능 문제가 생겼을 때 적절하게 대처하지 못해 호미로 막을 일을 가래로도 못 막는 지경으로 악화시킬 수도 있으니 더욱 문제입니다.

성생활은 현대에 이르러 과거의 어느 시대와도 비교가 되지 않을 만큼 우리 인생의 행복을 결정짓는 데 매우 중요한 요소가 되고 있습니다. 성격 차이가 곧 '성적 차이'로 이해될 만큼 부부나 연인 사이에서 '속궁합'은 평생의 관계를 지속하느냐 마느냐를 좌우하고 있지요. 그리고 정력은 부부나 연인의 속궁합을 완성하는 핵심이나 다름없습니다.

만족스러운 성생활을 누리는 사람은 눈빛도 다르고 몸 전체에서 풍기는 활력도 다릅니다. 바꿔 말해 정력을 제대로 이해하는 사람만이 참된 의미의 정력적인 삶, 사내다운 삶, 행복한 삶을 살아갈 수 있다는 얘기입니다.

  결론부터 말하자면 남자라면, 그리고 섹스에 관심이 많은 사람이라면 누구나, 약이나 수술의 도움 없이 여자들의 몸과 마음을 '들었다 놨다' 할 수 있는 정력가가 될 수 있습니다. 마음만 먹는다면, 또 약간의 수고로운 훈련을 기꺼이 감당할 마음만 있다면 누구나 정력왕이 될 수 있다는 이야기입니다. 믿기지 않는다고요?

  그렇다면 이 책을 읽어보시지요.

대한민국 정력연구가 　양우원

| 차례 |

머리말 - 누가 뭐래도 씩씩한 남자!
　　　　원활해야 만사형통! 승승장구! ‥ 10

1부 정력에 대해 얼마나 아십니까?

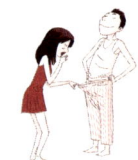

1. 왜 남자들은 정력에 열광하는가 ‥ 22
2. 도대체 정력이 뭐길래? ‥ 27
3. 먼저 너 자신을 알라 - 남자의 몸과 오르가즘 ‥ 32
4. 신체가 건강하면 정력이 센걸까요? ‥ 40
5. 정력을 망치고 있는 습관은? ‥ 50

[정확하게 알아보기 1] 조선시대 왕의 정력 단련법 ‥ 60

2부 야릇하고 오묘한 정력에 대한 속설들

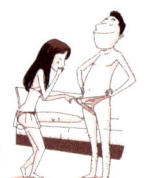

1. 타고난 정력가는 페니스가 크다? ‥ 64
2. 정력이 센 남자가 명도 길다? ‥ 71

3. 남자보다 여자가 더 성욕이 강하다? ·· 74
4. 우리가 알고 있는 정력제, 과연 효과가 있을까? ·· 80
5. 어디까지 맞을까? 정력에 대한 다양한 속설들 ·· 89
[정확하게 알아보기 2] 믿어도 될까? 여자의 성에 대한 속설들 ·· 96

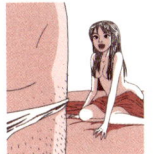

3부 호기심으로 들여다보는 정력의 재발견

1. 최고의 섹스 비법은? ·· 102
2. 관 속에 들어가기 전까지 섹스를 즐겨야 한다 ·· 110
3. 여자의 몸 제대로 이해하기 ·· 115
4. 세상의 모든 여자들이 원하는 것은 무엇인가? ·· 123
5. 아무도 가르쳐주지 않은 사랑의 기술들 ·· 127
[정확하게 알아보기 3] 우리가 반드시 섹스를 해야 하는 이유는 ·· 138

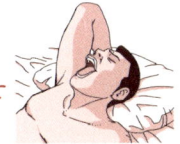

4부 멀티오르가즘 남성이 되는 법은

1. 남자도 멀티오르가즘을 느낄 수 있다 ·· 142
2. 멀티오르가즘 훈련하기 ·· 146
3. 멀티오르가즘 느끼기 ·· 152
4. 멀티오르가즘 즐기기 ·· 156

5. 당신을 진짜 남자로 만들어줄 마스터베이션은 ·· 159

[정확하게 알아보기 4] 절정의 순간에 사정을 참는 법 ·· 163

5부 음식으로 정력을 강화하는 비법은

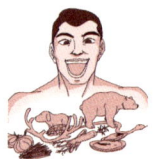

1. 식습관으로 정력을 향상시키는 방법은 따로 있다 ·· 166
2. 주변에서 찾을 수 있는 정력 식품 12가지 ·· 170
3. 당신을 변강쇠로 만들어줄 음식 5가지 ·· 179
4. 우리가 미처 몰랐던 정력식품들 ·· 183
5. 나이에 따라 먹어야 할 정력 보양음식 ·· 185

[정확하게 알아보기 5] 중요한 것은 음식보다 사랑이다 ·· 188

6부 운동으로 정력을 강화하는 비법은

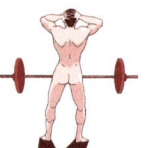

1. 집에서의 정력 강화 운동법 ·· 190
2. 정력을 키워주는 마사지요법 ·· 195
3. 정력 증진에 좋은 간단 요가 ·· 199
4. 정력을 위한 신통방통 지압법 ·· 202
5. 부부가 함께 하는 스태미나 강화 운동 ·· 205

[정확하게 알아보기 6] 최고의 마사지는 사랑의 섹스 ·· 210

7부 생활 속에서 정력을 강화하는 방법은

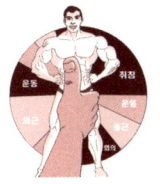

1. 정력을 강화시키는 호흡법 ·· 214
2. 정력을 키워주는 냉·온 목욕법 ·· 218
3. 정력을 보강해주는 전통주 ·· 222
4. 정력을 보강해주는 한방차 ·· 226
5. 정력을 강화시키는 생활습관 ·· 230

[정확하게 배워보기 7] 때와 장소를 가리지 않고 할 수 있는 최고의
정력강화, 케겔 운동 ·· 233

8부 더 강해지고 싶은 남자들을 위한 시크릿

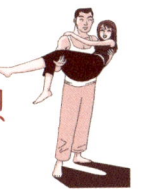

1. 조루도 치료할 수 있다 ·· 238
2. 발기부전, 훈련으로 극복할 수 있다 ·· 244
3. 페니스, 수술 없이 키울 수 있다 ·· 250
4. 정자 수, 손쉽게 늘릴 수 있다 ·· 255
5. 성적 트라우마, 얼마든지 극복할 수 있다 ·· 257

[정확하게 배워보기 8] 오르가즘을 느끼는 단계적 훈련법 ·· 260

맺음말 - 정력을 과시하고 싶은 남자들에게 고함 ·· 262

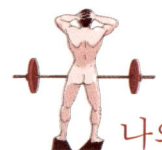

나의 정력 나이는 얼마나 될까?

다음 문항에서 자신에게 해당되는 항목의 숫자를 계산해 내려간 후 최종적으로 나온 숫자에 자신의 나이를 더한다. 그렇게 나온 숫자가 당신의 정력 나이!

1. 남들이 말하는 내 성격은?
   a. 낙천적이다. (-3)
   b. 보통이다. (+0)
   c. 신경질적이다. (+3)

2. 운동을 자주하는 편인가?
   a. 규칙적으로 하고 있다. (-6)
   b. 가끔씩 한다. (+0)
   c. 전혀 하지 않는다. (+12)

3. 집안은 화목한가?
   a. 화목하다. (-6)
   b. 보통이다. (+0)
   c. 불화가 많다. (+9)

4 지금 하는 일에 만족하는가?
   a. 만족한다. (-3)
   b. 보통이다. (+0)
   c. 불만이 많다. (+6)

5. 담배는 하루에 얼마나 피우는가?
   a. 피우지 않는다. (-6)
   b. 1갑 미만 (+6)
   c. 1갑 정도 (+12)
   d. 1갑 이상 (+24)

6. 술은 얼마나 자주 마시는가?
   a. 어쩌다 한 번 마신다. (-6)
   b. 매일 맥주 두 병 이하. (+6)
   c. 매일 맥주 두 병 이상. (+12)

7 하루 세끼 규칙적인 식사를 한다
   a. 그렇다. (+0)
   b. 아니다. (+6)

8. 육식을 자주 하는 편이다.
   a. 그렇다. (+3)
   b. 아니다. (+0)

9. 하루에 4잔 이상 커피를 마신다.
   a. 그렇다. (+3)
   b. 아니다. (+0)

10. 음식을 짜게 먹는 편이다.
    a. 그렇다. (+3)
    b. 아니다. (+0)

11. 건강상의 이유로 매일 약을 복용하고 있다.
    a. 그렇다. (+36)
    b. 아니다. (+0)

12. 당뇨가 있거나, 당뇨수치가 높아 음식을 가려먹어야 한다.
    a. 그렇다. (+18)
    b. 아니다. (+0)

13. 40세 이상이며 이혼 등의 이유로 혼자 살고 있다.
    a. 그렇다. (+6)
    b. 아니다. (+0)

실제 나이보다 정력 나이가 적은 경우는 건강 및 생활습관 모두가 대단히 우수하다고 할 수 있다. 반대로 실제 나이보다 정력 나이가 크게 상회하는 경우는 긴장해야 한다.

정력을 약화시키는 가장 큰 변수는 흡연 및 음주, 운동 부족, 스트레스 등의 생활습관이므로 자신의 몸에 대한 관심과 좋은 습관을 가지기 위한 많은 노력이 필요하다.

바쁜 일상을 살아가는 현대인에게 무엇보다 중요한 것은 충분한 휴식과 숙면이다. 전문가의 조언을 받아 자신에게 맞는 운동과 올바른 먹을거리, 규칙적인 생활 습관을 선택하면 누구든 활력을 유지할 수 있다. 공부에 왕도가 없듯 정력에도 왕도는 없는 것이다.

정력왕이 되고 싶은가? 그렇다면 절제하라. 그리고 부지런해져라!

"**아는 것이 힘**"이라고 했다. 정력도 알아야 세진다. 모르면 수백만 원을 들여 정력제를 사 먹어도 '그놈'이 미동도 않는 황당한 경우를 겪게 된다. 정력이 세진 이후도 문제다. 정력이 아무리 강하다고 한들 제대로 활용하지 못하면 무슨 소용이겠는가?

1부

정력에 대해 얼마나 아십니까?

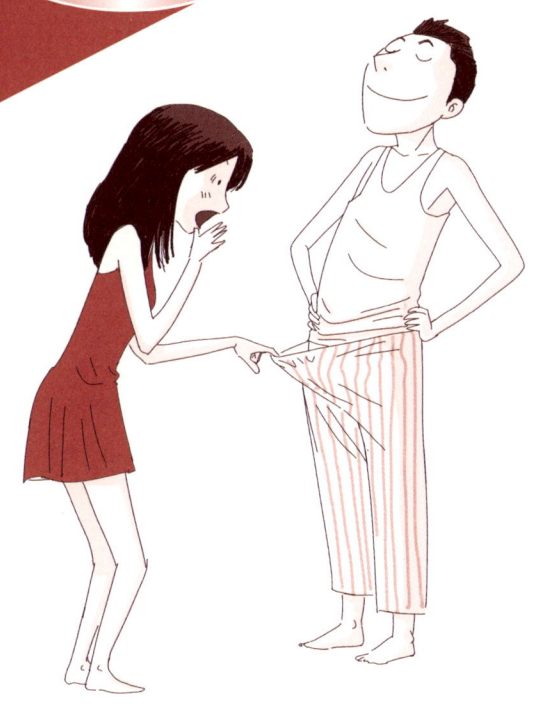

1. 왜 남자들은 정력에 열광하는가

한국 남자들만큼 정력에 대한 관심이 많을까? 정력에 좋다고만 하면(대부분이 확인되지 않은 속설임에도 불구하고) 개구리건 까마귀건 씨가 마르니 말이다. 제아무리 점잖은 척하는 신사라도 정력에 좋다고 하면 돌아서서 양잿물을 마시는 게 우리네 남자들이라고 한다. 개고기, 녹용, 뱀, 자라에서부터 사슴피, 웅담, 해구신까지 가리지 않고 먹어대니 이런 우스갯소리가 예사로 나올 법도 하다. 오죽하면 동남아 국가에서는 한국인 관광객들이 자꾸 희귀종을 잡아먹어 문제라며 한국인 출입금지 구역까지 만들었겠는가. 낯이 다 화끈거리는 국제적 망신이다.

웃지못할 이야기가 있는데 미국에서 발기부전 치료제 '비아그라'가 출시되자마자 미국을 방문한 사람들의 귀국 선물 1호는 단연 비아그라였다. 알음알음 불법으로 유통되는 비아그라의 단가는 한 알에 몇 십만 원을 호가할 정도였고, 급기야는 중국에서 가짜 비아그라가 만들어져 수입되는 현실이기도 하다.

최근에는 한층 끔찍해진 사례도 들려온다. 중국에서 밀반입되던 정체불명 '정력제'의 성분을 분석했더니 사람의 DNA가 나온 것이다. 그 유명한 '태아캡슐' 사건이다. 정력에 좋다고만

하면 희귀종이건 불법이건 물불 가리지 않는 한국 남성들의 성향을 단적으로 보여주는 일화들이다.

정력이 세계 모든 남자들의 공통 관심사라지만 우리나라의 경우는 지나친 감이 없잖아 있다. 많은 한국 남성들이 '정력에 좋은 음식'을 찾고 정력이 '센' 사람이 되려고 백방으로 노력한다. 도대체 우리나라 남자들은 왜 이렇게 정력과 보양식에 열광하는 것일까?

이유는 간단하다. 남자이기 때문이다. 그리고 남자라는 것을 여자에게 과시할 수 있는 것 중에 하나가 바로 힘, 즉 성적 능력이기 때문이다. 더구나 남자들 스스로가 '남자는 힘!'이라는 말을 입버릇처럼 하며 그러한 강박에 더욱 얽매이고 있지 않은가.

남자들의 머릿속에는 무엇이든 잘해야 하며 어느 자리에서나 능력을 발휘하는 유능한 인물이 되어야 한다는 생각이 무의식중에 깔려 있다. 한 설문조사에 따르면 97.8%의 한국 남자들이 만능인이 되려고 노력하거나 그렇게 되기를 바라고 있는 것으로 나타났다.

따라서 성을 통해 남성다움을 과시하고 성적 능력에 집착을 보이는 것은 당연하다. 더욱이 남자의 정력을 개인의 능력과 동일시하는 우리 사회 분위기에서는 더욱 그러하다. '남성=힘'이라고 생각하는 많은 남자들에게 '고개 숙인 남자'는 이미 남자가 아닌 셈이다.

술자리 모임에서 스스로 강하다고 자부하는 남자들이 어디 한둘인가? 자기와 하룻밤을 함께하면 여자가 일주일은 앓아눕는다든지, 한번 몸을 섞었다 하면 아무리 콧대 높은 여자들이라도 죽자 살자 매달린다든지 하는 호색가의 허풍을 듣다 보면 왠지 위기감이 느껴진다. 끊임없이 정력을 과시하고 자랑하는 남자들의 세계에서 힘에 대한 집착을 버리기란 여간 어려운 일이 아니다.

하지만 한국 남성 중 70%가 자신의 성적 능력이 이상적인 기준에 미치지 못해 심리적으로 위축되고 갈등하는 것으로 조사됐다. 일부 학자들은 한국 남성들의 과도한 정력 집착의 이유를 고질적인 '성 콤플렉스'에서 찾고 있다. 성에 대한 자신감 부족이 역으로 정력에 대한 과도한 관심을 불러일으킨다는 것이다.

최근 남성 성(性)연구에 따르면 발기가 되지 않거나 부실한 남성의 비율이 갈수록 늘고 있다고 한다. 나이가 들수록 신체 기능이 퇴화하는 것은 당연하겠지만 그 연령대가 점차 낮아지는 것이 문제다. 일선 전문의들에 따르면 심각한 추세라고 한다. 대체로 40~50대 중년 남성의 절반 이상이 성에 대해 이런 저런 고민을 하고 있는 것으로 나타난다. 성욕 감퇴부터 발기 저하, 조루 등 고민도 다양하다. 결혼을 앞둔 20대가 비뇨기과

문을 두드리는 일도 예사가 됐다.

국내 한 대학병원은 20~40대 한국 남성의 남성호르몬 수치가 서양인의 약 79%에 그친다고 분석했다. 말레이시아 메디컬 센터 조사에서도 한국, 중국, 말레이시아, 대만 남성 가운데 한국 남성의 발기부전이 40대 7%, 50대 15%로 가장 높은 것으로 나타났다.

비아그라를 제조한 미국 회사가 27개국 성인을 대상으로 성생활 만족도를 조사한 결과도 마찬가지다. 멕시코 남성이 78%, 여성 71%가 매우 만족한다고 응답해 최고 수준을 보인 반면, 한국 남성과 여성은 불과 9%와 7%로 최하위 수준이었다.

어쩌다 한국 남성들의 정력이 이 지경이 되었을까? 또 그렇게 정력에 집착하면서도 성생활이 꼴찌라는 것은 무엇을 의미하는가? 어쩌면 지금까지 엉뚱한 다리를 긁고 있었던 것은 아니었을까?

정말로 심각한 문제는 정력을 그토록 소중하게 생각하면서도 정작 정력이 무엇인지 제대로 아는 사람은 별로 없다는 사실이다. 과연 얼마나 많은 사람이 음경의 구조와 발기가 되는 원리를 정확히 이해하고 있을까? 의학적으로 어떤 경우에 정력이 떨어지며, 어떻게 해야 정력이 강해지는지 이해하는 사람은 또 얼마나 될까?

"아는 것이 힘"이라고 했다. 정력도 알아야 세진다. 모르면 수백만 원을 들여 정력제를 사 먹어도 '그놈'이 미동도 않는 황당한 경우를 겪게 된다. 정력이 세진 이후도 문제다. 정력이 아무리 강하다고 한들 제대로 활용하지 못하면 무슨 소용이겠는가?

강력한 정력왕이 되고 싶은가? 단언컨대, 남자라면 누구나, 페니스의 길이나 굵기와 상관없이 누구나, 마음껏 섹스를 즐기고 상대방을 만족시키는 정력가가 될 수 있다.

기억하라. 정력은 성행위의 테크닉이나 시간과는 전혀 상관이 없다! 정력에 대한 잘못된 속설들에 휘말려 엉뚱한 곳에서 해결책을 구하는 것은 이제 그만두어야 한다.

2. 도대체 정력이 뭐길래?

정력이라는 건 사실 상당히 모호한 개념이다. 서양 의학 용어가 아님은 당연하고, 한의학 용어도 아니며, 정력이라는 단어를 쓰는 맥락이나 그 의미도 사람에 따라서 다르기 때문이다. 그래도 정력에 대한 일반적인 의식을 정리해보자면 이렇다. '불끈불끈 원활하게 발기' 하고, '오랫동안 삽입을 유지' 하며, 연속해서 사정할 수 있고, 이를 모두 마친 뒤에도 나가떨어지지 않을 정도로 체력이 좋은 것, 혹은 음경의 크기가 평균 이상으로 큰 것 등이 그것이다. 다시 말해 정력이란 여성과 언제 어디서건 마음껏 섹스를 하는 데 아무런 문제가 없으며, 하루에 몇 번이라도 상대방을 절정에 달하게 하는 데 능숙한 것을 말한다.

모든 남자는 되도록 오랫동안 섹스를 하고 싶어 한다. 삽입 시간이 긴 남자는 뭔가 이룬 것 같은 성취감을 가지고 즐겁고 만족스런 성생활을 할 뿐만 아니라 일상생활에서도 자신감이 넘친다. 이것은 남자들이 발기를 유지하는 시간에 따라서 자신의 가치를 측정하는 경향이 있기 때문이다. 마음에 드는 여자와 잠자리를 가지는 데까지는 성공했지만 시원치 않게 밤일을 했다면 남자들은 그 여자와의 관계를 심각하게 고려한다.

왜? 남자로서 체면이 서지 않으니까.

다시 말해 정력에 집착하는 것은 자신의 파트너에게 절정을 선사하는 최고의 남자가 되고 싶다는 욕망 때문인 것이다. 이 얼마나 사랑스럽고 이타적인 생각인가?

'완벽한 남자'가 되기 위해 한국 남자들이 가장 집착하는 것은 성기의 크기와 발기 지속력이지만, 안타깝게도 성적 능력은 혼자 날고 긴다고 발휘되는 것이 아니다. 파트너와의 궁합과 조화가 무엇보다 중요한 것이다. 제 아무리 크고 단단한 페니스를 가지고 있다 한들 기세 좋게 찔러 넣기만 했다간 상대방에게 따귀나 맞지 않으면 다행이다. 평균보다 작은 페니스를 가지고 있다 해서 상대방을 만족시키지 못하는 것도 아니다. 믿기지 않겠지만 작은 페니스를 좋아하고 거기에서 더 큰 만족감을 느끼는 여성도 있다.

해가 갈수록 남편보다 아내에 의한 이혼 요청이 증가하고 있다는 것에 긴장하라. 표면적으로는 경제적인 문제가 1위지만 속사정을 들여다보면 속궁합이 맞지 않는 경우가 의외로 많다. 자기중심적이고 일방적인 부부관계, 섹스리스, 너무 과도하게, 혹은 변태적으로 요구하는 잠자리 등의 문제가 중요한 이혼 사유로 등장하고 있다. 말이 합의이혼이지 사실상 남자가 소박을 맞는 꼴이다. 조선시대처럼 자신의 욕망을 묵묵히 내리누르며 순종하는 아내에 대한 환상은 지워라. 요즘 여자들은 남자들 못지않게, 아니 그 이상으로 성 지식에 해박하고 표현에도 적극적이다. 이제 아내를 사랑한다면 아내의 마음은 물론 몸도 제대로 채워줘야 하는 세상이 된 것이다.

핵심은 즐거운 성생활이다. 씨만 많이 뿌리고 다닌다고 정력왕이 되는 것이 아니다. 상대방에게 잊을 수 없는 오르가즘을 선사해야 진정한 정력왕인 것이다.

물론 오르가즘은 힘이 아닌 파트너에 대한 진심 어린 애정과 우리 몸에 대한 이해, 성에 대한 깊이 있는 지식이 어우러질 때 비로소 마르지 않는 샘처럼 솟아나와 우리의 삶을 윤택하게 할 것이다.

파트너가 즐거워할 때 나의 즐거움도 배가된다. 자신감도 상승한다. 자신감이 상승하면 섹스를 더욱더 잘하게 된다. 긍정의 선순환이다.

그렇다면 정력을 강화하기 위해서는 무엇을 해야 할까?
먼저 성기가 발기되는 신체내의 매커니즘(원리)을 이해해야 한다.

남성의 성기에는 아무런 뼈나 근육이 없다. 스펀지나 수세미처럼 구멍이 숭숭 뚫린 말랑말랑한 해면체 세 개와 정맥과 동맥 두 혈관이 들어 있을 뿐이다. '발기'란 성적인 자극을 받아 중추신경이 '발기명령'을 내렸을 때, 이 해면체가 부풀어 오르면서 그곳에 평소의 7배나 되는 피가 몰려드는 것을 의미한다.

이때 성기에 피를 공급해준 정맥은 부풀어 오른 해면체에 눌려 일종의 '잠금' 상태가 되며 이 때문에 해면체로 들어온 피가 빠져나가지 못하고 갇히게 된다. 즉 오갈 곳 없이 막다른 곳에 몰린 혈액 때문에 발기 상태가 유지되는 것이다.

따라서 얼마나 피가 많이 몰렸는지에 따라 발기의 강직도, 즉 딱딱한 정도가 결정된다. 우리가 '정력'이라고 부르는 실체는 결국 피, 혈액의 흐름인 것이다.

성 행위가 끝나면 해면체를 가득 채웠던 피가 정맥을 통해 빠져 나가는데, 음경 정맥은 매우 가늘어 혈액이 천천히 빠져나간다. 사정을 하고도 한참 동안 딱딱한 발기상태가 유지되는 것도 이 때문이다. 따라서 정력은 곧 '혈액의 순환'이라고 정의할 수 있으며, 다량의 피가 순식간에 해면체로 몰려올 수 있을 만큼 혈관이 충분히 건강하고 탄력성이 있어야 한다.

음경의 혈관은 다른 혈관에 비해 무척 가늘고 예민해서 '작은 충격'에도 더 빨리 망가진다. 정력과 발기력이 떨어졌다면 몸속의 더 크고 중요한 혈관, 예를 들어 뇌혈관이나 심장혈관도 병이 들기 시작했다는 경고다.

음경혈관에 문제가 생기면 발기력 감퇴에 그치지만, 심장혈관이나 뇌혈관에 문제가 생기면 그 끝은 심장마비나 뇌졸중이다. 발기력 감퇴를 대수롭지 않게 생각하는 사람은 남성의학자들이 발기력을 전신건강의 척도라고 부르는 이유를 명심할 필요가 있다.

발기의 정체

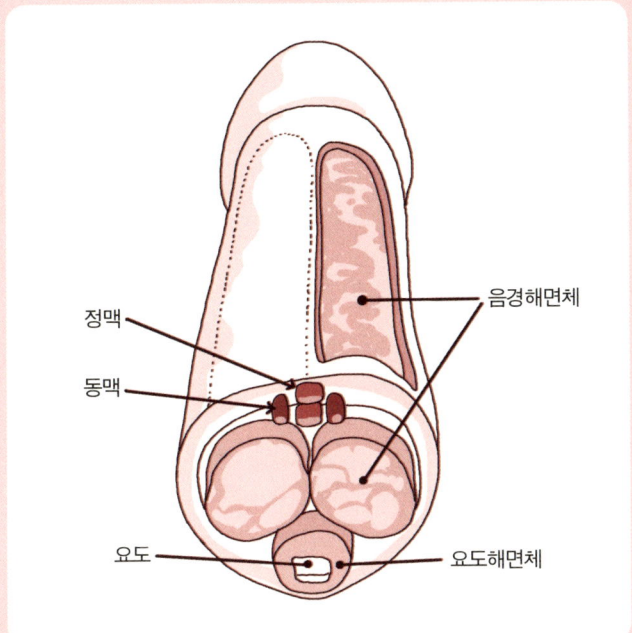

음경은 두 개의 음경해면체와 한 개의 요도해면체 등 총 세 개의 기둥을 몇 겹의 포장지로 둘러싼 듯한 구조이다. 이 음경해면체가 바로 발기의 본산. 소변의 배설 통로인 요로를 포함한 요도 해면체도 발기 조직으로 구성되어 있지만 음경해면체만큼의 강직도는 보이지 않는다. 한편 귀두는 요도해면체가 불거진 구조이다.

3. 먼저 너 자신을 알라
- 남자의 몸과 오르가즘

여성도 마찬가지지만 남성들 역시 우리 몸에 대해 정확하고 자세히 알아둘 필요가 있다. 자신의 몸을 잘 이해할수록 정력을 강화할 수 있고 성관계의 즐거움을 제대로 느낄 수 있기 때문이다.

1) 페니스

대부분의 남성들은 정력 혹은 섹스에 대해 생각할 때 가장 먼저 자신들의 페니스를 떠올린다. 확실히 페니스는 가장 뚜렷하게 보이는 성기관이다. 생김새도 단순하다.

페니스는 흥분하면 부풀어 오르고 단단해지며 사정 후에는 풀이 죽은 것처럼 수그러든다. 많은 남성들이 이 페니스가 제대로 작동을 하지 않을까 봐 두려워하며 전전긍긍한다. 젊을 때는 때와 장소를 가리지 않고 불끈거려 난감하게 하고, 나이가 들어서는 마음처럼 힘이 들어가 주지 않아 난처하게 한다.

제대로 작동하면 돌처럼 단단해지지만, 이미 언급했다시피 남성의 페니스에는 뼈나 근육이 없다. 다만 페니스의 뿌리는 흔히 PC근육(여기에 대해서는 뒤에서 자세히 설명하겠다)이라 불리는 곳과 연결되어 있기 때문에 발기와 오르가즘을 강화하고 사정을 수월하게 조절하기 위한 단련이 가능하다.

너무나 많은 남성들이 자신들의 페니스 크기에 집착하고 있다. 자신의 남성이 작다고 느끼는 남성들은 끔찍한 부작용을 감수하고 페니스 확대 수술을 받기까지 한다. 인류의 전 역사에 걸쳐 인종과 문화의 차이를 넘어 모든 남성들이 페니스 확대에 지대한 관심을 가지고 온갖 방법의 시도를 해왔다. 그러니 잠깐 짚고 넘어가자.

중요한 것은 페니스의 크기가 아니라 힘이다.

섹스는 양보다 질이다. 여성의 입장에서는 짧고 만족도가 낮은 섹스를 '몇 번씩' 하는 것보다는 한 번을 하더라도 제대로 된 섹스, 즉 오르가즘을 느끼는 섹스를 하기 원한다. 이러한 '질 높은' 섹스를 위해서 가장 중요한 것 중 하나가 바로 페니스의 단단함이다. '페니스가 얼마나 큰가'보다 '얼마나 단단하게 유지하느냐'에 따라서 섹스의 만족도가 결정되는 것이다.

최근 발표된 발기강직도지수 EHS(Erection Hardness Score)에 의하면 발기의 강직도는 총 4단계로 나뉜다.

EHS 1 = 음경이 커지긴 하나 단단하지 않음
EHS 2 = 음경이 단단하나 삽입할 만큼 충분하지 않음
EHS 3 = 음경이 삽입 가능할 만큼 단단하나 완전히 강직하지 않음
EHS 4 = 음경이 완전히 강직하고 견고함

27개국에 거주하는 1만 2,558명의 남성과 여성의 성생활을 관찰한 〈좀 더 나은 성생활을 위한 조사〉 결과에 따르면 만족스러운 성관계를 위해서는 발기를 일으키고 유지하는 능력만큼이나 발기강직도가 중요한 것으로 나타났다. 그러니 이제 그만 크기에 대한 집착을 버리자. '단단함'으로 양보다는 질을 추구하자. 정 미련을 버리지 못하겠다면 병원에 달려가기보다 이 책의 제8장 〈페니스, 수술 없이 크게 키우는 법〉을 먼저 읽어보기를 권한다.

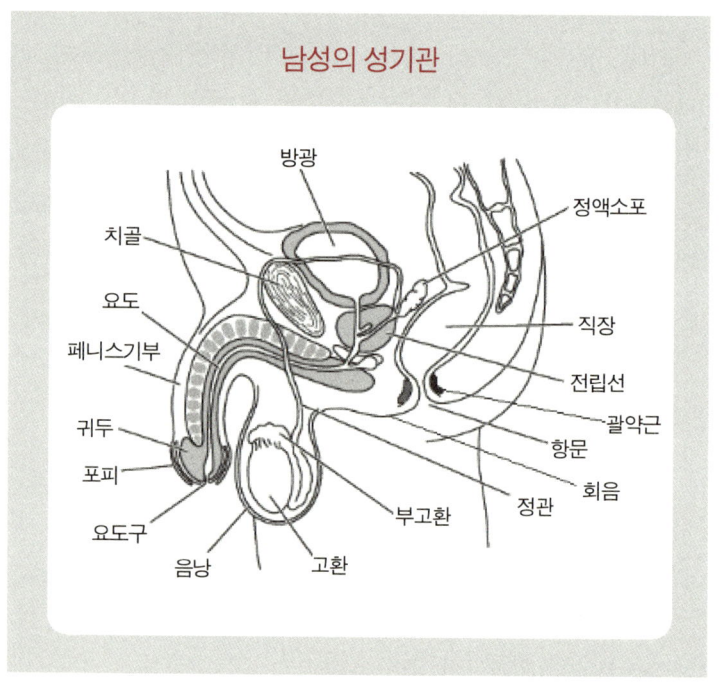

2) 고환

 고환은 정자가 생산되는 곳이다. 이 부위는 온도가 너무 올라가면 정자 생산이 원활하게 이루어지지 않는다. 따라서 몸에 꽉 끼는 속옷이나 바지를 입으면 정자수가 부족해질 수 있다. 삼각팬티보다는 사각팬티가 좋고, 사각보다는 노팬티가 좋다.

 감각이 예민한 사람이라면 느끼겠지만 일반적으로 사정 직전에는 고환이 몸속으로 당겨지며 수축된다. 따라서 행위 중 사정이 급박해졌을 때 고환을 잡아당기면 사정을 지연시키는 데 도움이 된다.

 정관은 고환에서 전립선을 걸쳐 귀두까지 이어져 있는 단단한 관이다. 정자들은 이 관을 타고 모였다가 사정 직전에 정액소포에서 나오는 분비액과 전립선 액에 섞여 분출된다. 전립선의 분비액은 정액의 약 3분의 1을 차지하며 정액의 색이 희끄무레한 것도 바로 이 분비액 때문이다. 정자는 정액의 극히 일부에 지나지 않는다. 정관수술을 받은 남성이라 하더라도 정액의 양에는 거의 차이가 없는 이유이다.

3) 전립선

 전립선은 치골 바로 밑과 회음 바로 위, 골반 중앙에 위치한 선(腺), 일종의 주머니다. 전립선은 여성의 G-스팟(여성의 질 내에 있는, 자극을 받을 경우 높은 수준의 성적 각성과 강렬한 오르가즘을 일으키는 성감대)처럼 성적 자극에 매우 민감하다. 말하자면 전립선은 남성의 G-스팟이나 다름없는 셈이다. 여성에게 질 오르가즘, 클리토리스 오르가즘, 이 두 가지 쾌락이 있는 것처럼 남성도 페니스 오르가즘, 전립선 오르가즘 두 가지의 사뭇 다른 즐거움을 즐길 수 있다.

여성의 G-스팟과 마찬가지로 전립선 역시 남성이 성적으로 흥분할수록 점차적으로 자극에 민감해진다. 즉 흥분 초기보다 페니스가 충분히 팽창한 후에 자극하는 것이 더 쉽게 색다른 오르가즘에 도달할 수 있는 방법이다.

전립선을 자극하는 방법은 다양하다. 회음을 눌러 자극할 수도 있고 항문으로 도구나 손가락을 삽입하여 직접 자극할 수도 있다. 하지만 전립선은 신체가 유연하지 않다면 자극하기 쉽지 않은 부위이다.

혼자서 전립선을 자극할 수 있는 가장 무난한 자세는 누운 채로 무릎을 턱 쪽으로 바짝 구부려 당기는 것이다. 이 자세로 윤활제를 바른 손가락을 항문에 삽입하여 앞쪽으로 구부리면 직장 앞 벽 2.5~5cm 내에 호두알 같은 것이 느껴질 것이다. 그것이 바로 전립선으로, 앞뒤로 부드럽게 문지르면 매우 특별한 자극을 경험하게 된다.

만약 파트너가 동의한다면 그녀가 대신 전립선을 자극해줄 수도 있다.(이때 그녀의 손톱은 필히 짧게 다듬어져 있어야 한다) 만약 당신이 성적 자극의 향상을 위한 일일지라도 항문을 통해 무언가를 삽입하는 일을 결코 하고 싶지 않다면, 항문을 조이거나 회음을 압박하는 것만으로도 전립선을 자극할 수 있으니 참고하자.

전립선 자극으로 인해 사정이 일어날 때는 보통 정액이 쏟아져 나온다기보다 흘러나오는 양상을 보인다. 또한 일반적인 사정 시와 사뭇 다른 매우 강렬한 쾌감을 동반한다. 다만 전립선 자극으로 흥분을 조절하는 것은 페니스 자극보다 훨씬 어려우므로 천천히, 섬세하게 진행해야 한다.

4) 회음

회음은 그야말로 성기관의 정수라고 할 만하다. 특히 항문 바로 앞의 회음에는 백만불점(Million-dollar Point)이라고 불리는 포인트가 있다. 그 위치를 정확히 알기 위해서라면 백만불을 줘도 아깝지 않다는 뜻에서 붙여진 이름이다. 이 백만불점에 대해서는 다음에 좀 더 자세히 기술하도록 하겠다.

5) PC근육

치골미골근, 혹은 성근육으로도 불리는 PC근육(Pubococcygeus muscle)은 몸 앞쪽으로 돌출된 골반의 돌출 뼈인 치골부터 몸 뒤쪽의 척추 마지막 뼈인 미골까지 걸쳐 있는 근육으로, 방광에서 나오는 소변줄기뿐 아니라 사정의 과정과도 밀접한 연관이 있는 매우 중요한 부위이다. 페니스와 관련해서 집중적으로 단련해야 할 거의 유일한 근육이기도 하다.

깁스를 하거나 장기간 침대에 누워 요양을 해본 사람이라면 사용하지 않는 근육이 얼마나 위축되고 약화되는지 잘 알 것이다. PC근육도 마찬가지이다. 실제로 성기는 규칙적으로 사용하지 않으면 더 작아지고 쪼그라든다. 성생활이 거의 없는 노인들의 성기가 잔뜩 위축되어 있는 것은 단지 노화 때문이 아닌 것이다.

6) 항문

항문 역시 전립선과 가깝고 예민한 말초신경이 집중되어 있어 매우 민감한 성감대이다. 동성애자는 물론이고 일반 남성들도 경험으로 알고 있는 사실이기도 하다.

하지만 많은 사람들이 항문을 비위생적이고 불결한 부위로 생각하고 항문을 성적 쾌감을 위해 자극하는 것을 '변태적인 일'로 여긴다. 하지만 항문의 청결 문제라면 물과 비누로 깨끗이 씻는 것만으로 간단하게 해결된다. 그리고 항문을 자극하는 행위가 부자연스러운 행위라면 항문이 그토록 성적으로 민감한 이유는 그럼 대체 무엇이란 말인가?

많은 남성들이 항문 자극에서 쾌감을 느끼는 순간 자신도 게이가 아닐까, 혹은 게이가 되지 않을까 하고 걱정한다. 하지만 항문의 민감성과 동성연애 간의 상관관계를 암시하는 증거는 어디에도 없다. 동성연애는 성적 본능의 문제이지 성적 훈련의 문제가 아니다.

6) 유두

많은 남성이 자신의 유두가 성적으로 민감하다는 사실에 놀라워한다. 만약 유두를 자극해도 별 느낌이 없는 남성이라면 앞으로 일깨워야 할 성감대가 하나 더 늘었다고 생각하면 된다. 유두는 아직 보편적으로 알려지지 않은 남성 성감대 중의 하나이다. 그러나 성에 대한 감수성이 발달한 여성들은 이미 알고 있는 비밀이기도 하다.

4. 신체가 건강하면 정력이 센 걸까요?

잠시 오케스트라 연주를 떠올려 보자. 오케스트라는 바이올린 첼로 등의 현악기, 플루트 튜바 등의 관악기, 북과 실로폰 등의 타악기, 거기에 피아노와 성악가의 목소리가 더해지고 지휘자의 리드에 따라 아름다운 화음이 완성되는 연주이다. 수많은 악기 중 하나라도 제 소리를 내지 못하면 연주를 망치게 된다. 정력은 바로 이 오케스트라 연주에 비유할 수 있다.

어느 한 악기라도 제 역할을 못하면 불협화음이 생기듯 성기능도 뇌, 혈관, 신경, 호르몬, 근육 등 인체의 각 기능들이 제대로 작동해야만 최고의 성능을 발휘할 수 있기 때문이다.

우리가 흔히 일상생활에서 '정력적'이라고 느끼는 사람의 유형을 한번 떠올려 보자. 그들을 보면 나이가 젊건 초로의 노신사건 일단 태도에 활력이 넘친다. 몸놀림이 민첩하고 눈빛은 또렷하다. 온몸에 자신감이 흘러넘친다. 즉 건강하다. 이처럼 정력은 신체적인 건강함과 밀접한 연관이 있다.

따라서 정력이 떨어졌다면 먼저 자신의 생활습관을 되짚어 보고 원점에서부터 건강을 점검해보는 것이 1순위다. 그리고 대개 중장년으로 넘어가면서 맞이하는 정력 감퇴를 노화에 따른 자연스러운 현상으로 여겨 대수롭지 않게 여기지만 이는 틀린 생각이다. 정력 감퇴는 결코 자연적 노화 과정만은 아니다. 오랜 세월 자기 몸을 돌보지 않고 방치해왔다는 증거인 것이다.

다음은 정력 강화를 위한 기본적인 지침들과 정력을 위한 좋은 습관들이다. 특별한 내용은 없다. 그러나 이러한 기본적인 사항들을 소홀히 하면서 절대로 정력가가 될 수 없음을 다시 한 번 명심하자.

가벼운 운동

따로 정력제를 찾아 헤맬 필요 없다. 걷기, 조깅, 수영 등과 같은 유산소 운동이야말로 최고의 정력제다. 유산소 운동을 하면 심장이 강하게 펌프질 되면서 혈액순환이 빨라지고 혈관의 탄력성도 높아진다. 발기부전을 예방하기 위해서는 특히 다리와 허리를 단련할 필요가 있다. 하반신의 혈류가 좋아져야 페니스에도 혈액이 쉽게 흘러들어 정력이 증강되기 때문이다. 달리기가 남성을 위한 운동으로 특히 좋은 이유이다.

뿐만 아니다. 달리기를 하면 '천연 비아그라'로 불리는 산화질소(나이트릭 옥사이드)의 분비가 촉진된다. 산화질소는 해면체 주위의 근육을 이완시켜 해면체로 피를 끌어들이는 데 결정적인 역할을 한다. 그 밖에 수영, 골프, 체조, 등산 등도 정력 강화에 좋은 운동이다. 특히 발기의 강직도가 세지려면 회음부(음경과 항문사이) 근육을 단련시켜야 하는데, 수영이나 체조

등을 꾸준히 하면 발기가 딱딱하게 되는 효과가 있다.

유산소운동은 발기에도 도움이 되지만 혈관도 젊어진다는 사실을 꼭 기억하자. 캐나다의 유명한 의학자 윌리엄 오슬러는 "사람은 혈관과 함께 늙는다"고 말했다. 그 반대도 역시 진리다.

적당한 음주

강한 남성이 되고 싶다면 술에 엄격해야 한다. 하지만 술은 적당히 마시면 섹스의 방해 요인인 걱정, 근심, 불안, 스트레스를 없애주고 사정 타이밍을 어느 정도 지연시키는 효과가 있으니 무조건 멀리할 필요는 없다. 물론 어디까지나 '적당한 술'일 때의 이야기다. 화학주나 독한 술보다는 와인이나 샴페인, 복분자주, 막걸리 같은 술이 더 도움이 된다.

규칙적인 성생활

규칙적인 성생활이 건강을 유지시켜준다는 사실은 학계에서는 이미 정설로 인정받고 있다. 미국 아칸소대 의대 데이비드 리프시츠 교수는 "매주 두 번 이상 오르가즘을 느끼는 남성은 한 달에 한 번 오르가즘을 느끼는 남성에 비해 사망률이 50%나 낮다"고 말한다.

또 최근 미국 예일대 연구팀이 실제 나이보다 7~8년 젊어 보이는 사람들을 조사한 결과 이들은 일반인보다 성관계를 두 배가량 많이 하는 것으로 나타났다고 한다.

규칙적인 성생활은 음경의 퇴화를 막아 발기부전을 예방하고 남성호르몬 분비를 촉진시켜 뼈와 근육을 단단하게 하고 심장을 튼튼하게 만들어준다. 성행위시 뇌에서 분비되는 엔돌핀으로 면역력이 강화되는 효과도 있다. 오르가즘 직전에는 혈액 안의 노화방지물질이 평소의 5배로 증가한다.

비뇨기과 전문의들은 섹스야말로 '젊음과 건강의 샘물'이라고 말한다. 열심히 섹스하라. 즐거운 섹스는 당신을 더 건강하게 만들어줄 것이다. 예전과 달리 갑자기 섹스에 시들해졌다면 건강에 적신호가 왔다는 것이니 주의하자.

숙면

밤 10시에서 오전 1시 사이는 여성들 사이에서 미용과 다이어트를 위해서라면 필히 잠을 자야 하는 시간으로 잘 알려져 있다. 하루에 재생 에너지가 가장 많이 생성되는 이때는 남성에게도 매우 중요한 시간대다. 성기능에 관여하는 남성 호르몬 역시 밤 10시에서 오전 1시 사이에 가장 왕성하게 분비되기 때문이다. 미인만 잠꾸러기여서는 안 되는 것이다. 정력가를 꿈꾼다면 질 좋은 수면을 지향해야 한다.

건강한 식사

콩나물, 두부 등 콩류 식품에는 콜레스테롤을 낮춰주는 불포

화지방산이 많아 발기부전 원인 중 하나인 동맥경화의 위험을 낮춰 준다. 양파와 마늘은 예로부터 최음제로 알려져 온 음식으로 말초혈관계의 노폐물 제거, 발기력 증강에 도움이 된다.

　채소와 해초도 듬뿍 먹자. 수용성 식물섬유는 필요 없는 콜레스테롤을 흡착해서 체외로 배출시킨다. 모두 우리 식탁에 수시로 오르는 식재료들이다. 집 밥을 제대로 잘 챙겨먹는 것만으로도 정력을 증강하거나 유지하는 데 큰 도움이 되는 것이다.

다이어트

　정력이 넘치는 사람이 되고 싶다면 무슨 일이 있어도 비만을 피해야 한다. 특히 중년 이후에 살찌기 쉬운데, 이를 피하기 위해서는 상당한 노력이 필요하다. 중년이 되면 기초대사능력이 감소해 평소처럼 먹고 움직여도 에너지가 체내에 축적되어 쉽게 살이 찌기 때문이다.

　따라서 젊을 때보다 먹는 양은 줄이되 젊을 때보다 많이 움직이겠다는 강한 의지가 필요하다. 생활을 절제하지 않으면 건강을 지킬 수 없을 뿐 아니라 침대 위에서 기죽은 남성이 되기 쉽다. 게다가 병이 들면 가족과 주위 사람들에게 피해를 주게 되니, 꼭 정력가가 되고자 하는 욕심이 없더라도 무절제한 식생활을 경계해야 한다.

　우선 무엇보다 중요한 것은 소식이다. 과식은 몸 안에 독소를 가득 차게 한다. 특히 자기 전에 먹는 것은 독이나 다름없다. 뇌가 수면 중에도 몸은 음식을 소화시키기 위해 애쓴다. 결국 적절한 휴식을 취하지 못한 아침은 상쾌할 수 없다. 먹는 것을 조절하지 못하겠다면 적어도 취침 몇 시간 전만이라도 반드시 뱃속을 비우도록 하자.

건강한 식생활의 모범을 보이는 대표적인 유명 인사가 바로 도올 김용옥 선생이다. 그는 환갑이 훌쩍 넘은 나이에도 변함없이 저술·강연 활동을 하며 웬만한 20대 청년보다 더 왕성하게 살아간다. 강연장에 걸어 들어오는 모습부터가 활기가 넘친다. 목소리에도 항상 힘이 들어가 있다. 정력적인 사람의 표본이라고도 할 수 있는 그가 철저하게 지키는 것은 '배고픈 상태로 잠드는 것'이라고 한다. 허기를 참으며 일찍 잠자리에 들어야 배가 고파서라도 일찍 일어나게 되고 아침식사도 맛있게 할 수 있다는 것이 그의 지론이다.

규칙적인 식사도 중요하다. 소화액이 나오는 리듬을 일정하게 유지할 필요가 있기 때문이다. 오랜 공복 뒤에 식사를 하면 굶주려 있던 몸이 필요 이상으로 영양을 흡수하기 때문에 비만이 되기 쉽다.

빨리 먹는 것도 비만의 원인이다. 충분히 먹었다는 사실을 뇌에 전달하기까지에는 시간이 걸린다. 뇌가 포만감을 느낄 때까지 먹는다는 것은 이미 과식을 했다는 이야기이다.

금연

 담배는 발기부전으로 가는 지름길이다. 담배를 못 피우는 스트레스가 더 클까, 서지 않는 스트레스가 더 클까? 담배만은 무슨 일이 있어도 끊어야 한다.

취미생활

 중장년 남성들에게 취미가 뭐냐고 물으면 '일'이라고 대답하는 사람이 많다. 안타까운 일이다. 정력 넘치는 사람이 되려면 스트레스를 해소하는 방법을 잘 알고 있어야 한다. 스트레스를 해소하는 가장 좋은 방법은 쉴 때 확실히 쉬어주는 것. 내가 잠깐 쉰다고 해서 당장 무슨 문제가 생기지 않는다. 내 한 몸 며칠 자리를 비워도 회사는 멀쩡하게 잘 돌아간다는 사실을 하루라도 빨리 깨닫자. 스트레스 해소에는 취미만큼 좋은 해결책도 없다. 골프나 포커처럼 업무상 접대와 직결되는 취미가 아니라 편안하게 즐길 수 있는 취미가 좋다. 도박처럼 벌컥 화가 치밀어 올라 교감신경을 흥분하게 만드는 취미는 피하도록 한다.

케겔운동

 사정에 관계하는 괄약근 근육을 강화시키면 사정의 타이밍 조절과 오르가즘의 질을 높이는 데 도움이 된다. 미국의 의학자 케겔 박사가 고안한 '케겔 운동법'이 대표적. 애초에 갱년기 여성의 요실금 증상을 완화할 방법으로 개발되었으나 차츰 성적 능력을 강화하는 데도 탁월한 효과가 있는 것이 밝혀졌다. 괄약근이 어디에 있고 어떻게 힘을 줘야 하는지 모르겠다면 대변을 참듯이 항문에 힘을 주어보자. 항문을 오므리기 위해 힘이 들어가는 근육이 있는데 그것이 바로 괄약근이다. 케겔운동은 항문을 지그시 오므리는 기분으로 괄약근을 10초간 수축, 10초간 휴식을 반복하는 식으로 하면 된다. 시간과 장소에 구애받지 않으므로 틈나는 대로 하자.

복용하는 약 점검

1997년 세계 임포텐스 학회지는 성기능 장애를 일으키는 것으로 보고된 316가지 약품 목록을 발표한 바 있다. 감기약과 소염진통제에서부터 고혈압 치료제, 이뇨제, 스테로이드 제제, 탈모방지제, 향정신성 약품 등 우리가 흔히 복용하는 거의 모든 약품이 포함돼 있어 논란을 일으켰다. 갑자기 성기능이 떨어졌다면 복용하는 약부터 점검해 보자.

하루에 한 번 세우기

정력을 강화하기 위해서는 '일일일기(一日一起)'를 실천해야 한다. 매일 사정을 하라는 이야기가 아니다. 단지 발기를 시키는 것만으로도 페니스에 신선한 혈액이 공급되어 해면체를 건강하게 유지하고 백막(음경해면체를 감싸고 있는 섬유성 막)이

경화되는 것을 예방할 수 있다.

  보통의 중장년 남성에게 매일 발기한다는 것은 사실 그렇게 쉬운 일이 아니다. 더구나 별다른 성적 자극도 없이, 별로 성욕이 일지 않는데도 페니스를 세운다는 것은 더더욱 쉽지 않은 일일 것이다. 그래도 노력해보자.

  아침에 막 깨어난 시간에 이불 속에서 하는 것이 좋다. 새벽녘은 정기가 몸속에 모이는 시간이기 때문에 성적 흥분 상태가 아니더라도 손쉽게 페니스를 세울 수 있다.

여성 의식하기

  인간의 성에 대한 관심과 흥미는 태어날 때부터 시작하여 숨을 거둘 때까지 지속된다. 성생활을 할 수 없을 정도로 신체적 장애가 생기지 않는 한 언제까지나 가능하는 것이 성의 본능이다. 나이를 먹었기 때문에 늙는 것이 아니라 늙었다고 생각하기 때문에 늙는다.

  "이제 나도 나이를 먹었으니 한물갔구나" 하는 체념과 패배의식이야말로 정력과 건강을 좀먹는 독소인 것이다. 이성에 대한 관심을 내려놓는 순간 당신은 빠르게 무색무취한 '아저씨'가 되어간다. 아내를 여자로 보려고 노력하라. 만약 아내가 아무런 관리도 하지 않고 집에서 퍼져 있다면 그것은 당신을 더 이상 남자로 보지 않기 때문이다.

  당신이 먼저 아내를 여자로 의식하면 아내도 당신 앞에서 무방비한 상태로 지내는 것에 부끄러움을 느껴 여성으로서의 매력을 회복하기 위해 움직이게 되어 있다.

  일상에서 무수히 마주치는 모든 여성들에게 매력적인 이성으로 보이고 싶다는 욕망을 품어라. 한눈을 팔거나 아무에게나 치근대라는 소리는 물론 아니다. 이성에게 멋있게 보이고 싶다는 욕심 그 자체가 당신의 몸과 정신에 활력을 불어넣고 실제로도 늙지 않게 해준다.

5. 정력을 망치고 있는 습관은?

사실 우리는 정력이 감퇴될 수밖에 없는 환경에서 살고 있다. 오염된 공기, 과중한 업무, 사회 불안, 삭막한 일상 등등 모두가 우리를 힘없는 남자로 만들고 있다. 여기에 더해 스트레스를 해소하고 긴장을 푼다는 이유로 술을 마시고 담배를 피우고 기름진 음식을 찾는다. 엎친 데 덮친 격이다.

다음은 11가지의 대표적인 정력 감퇴 요인들이다. 무심하게 몸에 배인 습관이 정력에 얼마나 치명적인지를 알면 등골이 서늘해질지 모른다. 자신의 생활을 체크해보고 이에 적절히 대처하는 것이 필요하다.

오랜 금욕

체력과 나이를 고려하지 않은 과도한 성생활도 나쁘지만, 너무 오랫동안 성 생활을 멀리하는 것도 역시 성 기능에 좋지 않다. 의사들이 즐겨 쓰는 표현 중에 "Use it, or lose it!(사용하라, 그렇지 않으면 잃는다!)"이라는 말이 있다. 잘 쓰지 않는 근육이나 장기는 필연적으로 퇴화할 수밖에 없는 것이다. 페니스도 마찬가지다. 자주 사용하지 않으면 퇴화한다. 특히 중년 이후의 오랜 금욕은 돌이킬 수 없는 결과를 초래할 수도 있다.

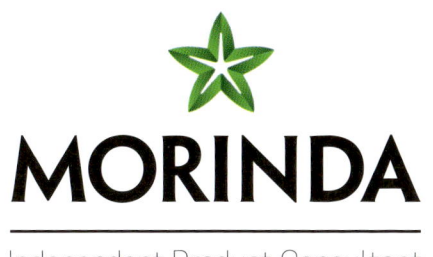

MORINDA
Independent Product Consultant

현대의학으로 풀리지 않는 난치병 세계 지금 확인해보세요

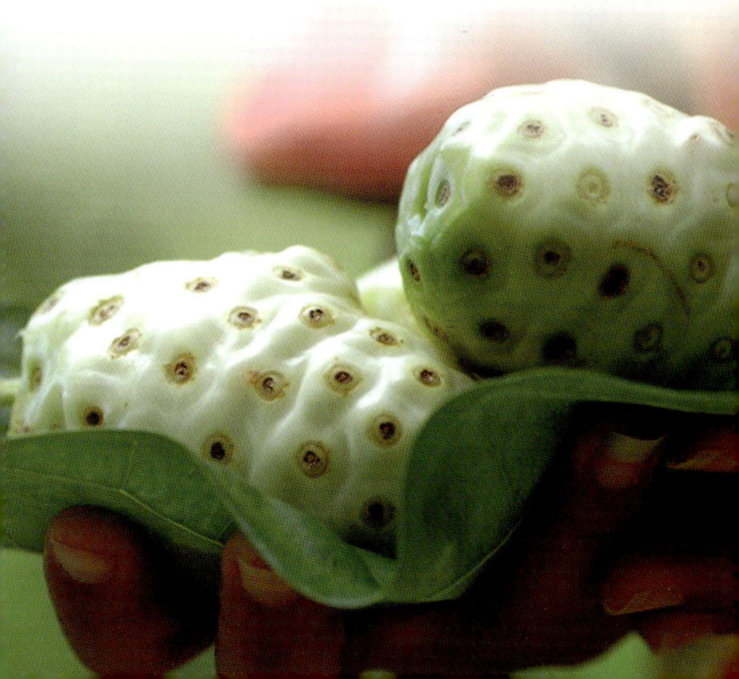

건강관리에 철저한 현대인들에게 입증된
노니 건강법

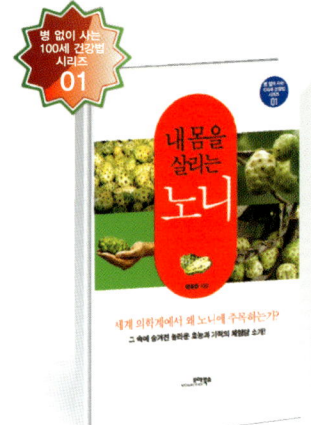

"내 몸을 살리는 노니"

상표등록 (제 40-0924657)

노니에 대해 현직 약사가
직접 집필한 노니에 대한
의학적 정보가 가득

 본 제품은 상담을 통해 만나실 수 있습니다

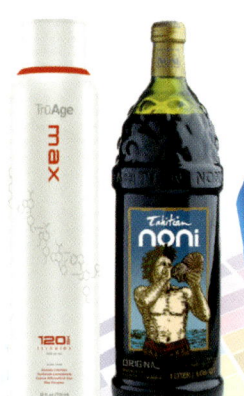

헬스케어 상담사 **박 영 화**

연락처
서울 : 02-2203-2900
경기 : 031-901-3122
H.P : 010-7383-2727

모아북스는 경제, 경영, 자기계발, 동기부여, 에세이, 자서전, 건강도서, 비즈니스 가이드 출판을 목적으로 많지는 않지만 꾸준히 책을 출간해 오고 있습니다. 독자들에게 발빠른 정보를 전달하고자 분명한 뜻이 담겨있는 책과 일관된 정신이 깃든 책을 내고자하는 출판정신을 고수하는 전문가로 구성되어 있습니다. 모아북스의 책은 쉽고 재미있게 구성되어 있으며 누구나가 이해하기 쉬운 언어로 표현되었습니다. 또한 감각적인 디자인과 편집으로 엮어져 있습니다. 시대와 함께 자기 변화를 위해 꿈을 꾸는 많은 독자의 기대에 어긋남이 없도록 유익한 정보전달 파수꾼으로 최선을 다 하겠습니다.

살·아·있·는·지·식·과·건·강·정·보·가·숨·쉬·는·곳

모아북스
MOABOOKS

경기도 고양시 일산동구 호수로 358-25번지(백석동, 동문타워2차 519호)
대표전화 : 0505-627-9784   www.moabooks.com
원고 보낼 곳 : moabooks@hanmail.net

● 삶의 질을 업그레이드하는 공감 에세이

행복나눔 125

전국은 '행복나눔125운동' 배우기 열풍!

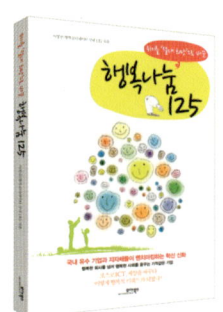

도서리뷰보기

위기를 '절대 희망' 으로 바꾼 행복나눔125
행복 코디네이터 국내1호 이명진 지음 / 276쪽 / 값 14,000원

내일을 꿈꿀 수 있게 하는 희망 솔루션

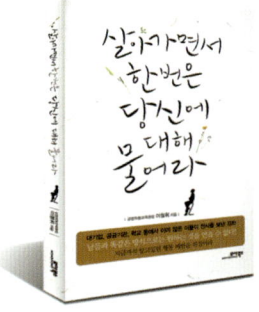

도서리뷰보기

살아가면서 한번은 당신에 대해 물어라
긍정의힘 교육원장 이철휘 원장 지음 / 256쪽 / 값 14,000원

스트레스

스트레스가 오래 지속되면 성욕과 성 기능이 떨어진다.

스트레스를 받으면 위험에 대처하는 데 중요한 기능을 하는 뇌와 심장, 근육으로 가는 혈류가 증가하는 반면, 위험 대처와 관계없는 피부, 소화기관, 신장, 간, 성기로 가는 혈류는 감소한다. 동시에 우리 몸의 교감신경계에서 에피네프린 등 여러 가지 신경전달물질을 방출해 스트레스에 대항하게 된다. 이때 말초 혈관과 근육 등이 수축해 온몸이 뻣뻣해지고 오그라지는 느낌이 든다. 극심한 스트레스를 받을 때 어깨 근육이 뭉치고 몸이 경직되는 기분이 드는 것은 이 때문이다.

남성의 음경 혈관과 근육도 예외가 아니다. 스트레스 상황이 일시적이라면 발기력 감퇴도 일시적이지만, 스트레스가 해소되지 않고 지속된다면 음경 혈관과 근육도 영구적으로 탄력성을 잃게 돼 진짜 발기부전이 된다. 고도의 스트레스에 시달리는 현대인들이 발기부전과 조루로 인한 문제를 무수히 겪고 있다는 것만 봐도 스트레스가 정력에 얼마나 해로운지 알 수 있다.

그렇다고 사회생활을 하면서 스트레스가 없기를 기대하기란 불가능한 일이다. 따라서 운동이나 취미, 긍정적 생각 등을 통해 스트레스를 잘 관리하는 것이야말로 성 기능 유지를 위해 절대적으로 필요한 일이다. 유머 감각을 키우고 당신을 즐겁게 하는 일에 최대한 많이 스스로를 노출시켜라. 크고 호탕

한 웃음은 몸을 이완시켜 스트레스 때문에 '쪼그라진' 음경에 다시 피를 돌게 해 당신의 '남성'을 일으켜 세운다. 충분한 수면도 스트레스의 해소를 위해 절대적으로 필요하다.

과음

'강한 남자'가 되고 싶다면 술에 대해 적당한 거리를 두어야 한다. 우리나라 사람들은 정력에 집착하는 것만큼이나 열과 성을 다해 술을 마신다. 술을 잘 마시는 사람이 사회적인 능력도 뛰어날 것으로 기대하고, 술을 마시고 벌인 실수에 대해서도 참으로 너그럽다. 여기에 "적당히 술을 마시면 수치심이 사라지고, 성적 상상력이 강화되므로 오히려 성관계에 도움이 된다"는 얘기가 정설처럼 떠돌고 있다.

문제는 '적당한 술'의 기준이다. 술의 해악이 만천하에 알려졌는데도 굳이 해롭지 않다고 우기는 사람이라면, 99% 적당히 마시지 않고 폭음하는 사람이다. 맥주나 와인 한두 잔이라면 문제없지만 상습적으로 과음을 하면 고환의 크기가 줄어들고, 성욕마저 줄어들게 된다는 것을 명심하자.

알코올이 체내에 지속적으로 들어오면 여성호르몬인 에스트로겐이 증가해 남성호르몬의 기능을 약화시키기 때문이다. 그 밖에 술을 많이 마시면 말초신경이 염증을 일으키기 쉬워진다. 성 신경이 손상돼 발기력이 감퇴한다는 얘기다. 주위를 둘러보면 성욕이 사라져 부부관계를 거의 끊고 산다는 사람이 많다. 이중 상당수가 하루가 멀다 하고 상습적으로 과음을 하는 경우이다.

성욕과 성기능은 밀접한 관계가 있다. 성욕이 없어 성 행위를 않으면 성기능이 떨어지고, 성기능이 떨어지면 그것 때문에 성욕이 더 없어진다. 따라서 술을 많이 마시는 사람 중 성욕이 예전만 하지 않다면 당장 술부터 줄여야 할 일이다.

복부 비만

"마른 장작이 오래 탄다", "살찐 정력가는 없다"는 속설이 있다. 의학적으로 마른 사람이 보통 사람보다 정력이 더 좋은지는 확인할 도리가 없지만, 뚱뚱한 사람의 정력이 보통 사람보다 약하다는 것은 분명하다.

비만으로 지방 조직이 늘어날수록 남성호르몬이 줄어들며, 남성호르몬이 감소하면 다시 지방 조직, 특히 복부 지방이 증가하고 이것은 다시 남성호르몬을 감소시키는 악순환으로 이어진다. 복부 비만은 특히 성기를 작아 보이게 만든다. 늘어난 피하지방으로 인해 성기가 안으로 밀려들어 가기 때문이다. 통계에 의하면 체중이 7kg 늘어날 때마다 성기는 1cm씩 줄어든다고 한다. 섬뜩하지 않은가.

흡연

흡연은 여러 가지 면에서 정력에 악영향을 미치지만, 특히 발기에 가장 심각한 영향을 미친다. 담배 속의 유해 물질은 혈관의 내벽, 즉 혈관 내피 세포에 상처를 입히며, 특히 니코틴은 음경 동맥을 수축시키는 등 남성의 성기를 결정적으로 파괴한다.

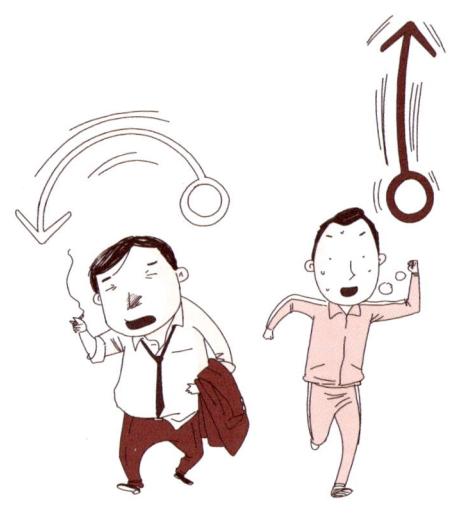

또 흡연으로 인한 동맥경화는 고환으로 가는 혈류량을 감소시켜 남성 호르몬의 생성을 방해한다. 흡연으로 인해 정자의 발육이 저하되고 운동성이 약화됨으로써 불임이 될 확률도 올라간다. 여성의 흡연보다 더 위험한 것이 바로 남성의 흡연인 것이다.

만성질환

당뇨병, 심혈관 질환, 고지혈증, 간 질환, 신장 질환 등 대부분의 만성질환은 정력을 감퇴시키는 요인으로 작용한다. 이중에서도 고혈압, 당뇨, 고지혈증 이 세 가지는 발기부전의 천적이다.

특히 당뇨환자의 65%가 10년 이내에 발기부전이 된다는 보고가 있을 만큼 당뇨는 발기력과 떼려야 뗄 수 없는 관계이다. 전체 발기부전 환자의 40% 정도가 당뇨환자라는 보고까지 있다. 당뇨가 있으면 우선 음경의 혈액공급에 지장을 초래하게 되며, 성 신경과 음경 해면체 조직도 손상돼 발기부전이 초래된다. 피 속의 당 성분이 모세혈관을 막아버리기 때문이다.

현대인에게 많은 심혈관 질환과 고지혈증 역시 혈액에 문제를 일으켜 발기에 심각한 악영향을 미친다.

간 질환으로 간 기능이 떨어지면 성욕을 자극하는 남성 호르몬이 줄어들게 된다. 또 신장질환으로 투석을 받는 환자의 50%가 발기부전이라는 통계가 있다.

갱년기

남성다움을 결정짓는 남성호르몬(테스토스테론)은 25세 전후에 절정에 이르렀다가 그 이후로 1년에 1%씩 감소하며, 40세 이후부터 급격히 줄어들기 시작한다. 남성 갱년기의 시작인 것이다.

평균 40세부터 55세 사이(때로는 35세의 이른 나이, 또는 65세의 늦은 나이에도 발생할 수 있다), 15년에 걸쳐 서서히 진행되는 갱년기에 접어들면 전반적인 육체의 활기와 유연성이 떨어질 뿐 아니라 발기가 예전 같지 않아진다. 이 때문에 갱년기에 접어든 남성들 중 70%가 우울증을 느낀다.

남성은 여성과 달리 나이가 아무리 지지 않는다. 마음만 먹으면 무덤에 들어가기 바로 전날까지 자식을 만들 수 있는 것이다. 바로 이 때문에 남성은 나이를 아무리 먹어도 성적 활동에 관심을 가지기 마련이며, 자신의 성적 잠재력을 마음껏 발휘할 수 없을 때 좌절감을 느낀다.

50세 이상의 남성들도 대부분 자신이 한창이라고 생각한다. 하지만 남성호르몬의 감소가 불러오는 첫 번째 징후는 섹스에 관심이 없어지고 새벽에 발기가 되는 횟수가 줄어들며 약간의 스트레스나 음주에도 발기가 잘되지 않는 것 등이다. 여기에 남성갱년기의 일반적인 증상인 지방 및 체중의 증가, 시력 저하, 기억력 저하, 탈모, 특히 정력의 저하 등을 겪게 되면 이상과 현실의 괴리에 불안과 공포를 느끼고 자존감이 뚝 떨어지게 된다.

실제로 우리는 사소한 일에도 벌컥 화를 내고 매사 신경질적인 나이든 남성들을 일상생활에서 흔히 볼 수 있다. 한심하게 생각할 게 아니라 안쓰럽게 생각할 일이다. 이런 증세는 사실 남성호르몬의 감소와 연관이 있기 때문에 학계에서는 이런 중년 남성들의 심리적 상황을 문자 그대로 '고자의 분노(Impotent rage)'로 기술하고 있다.

약물 복용

 우리가 흔히 복용하는 감기약이나 위장약과 같은 모든 종류의 약들이 성기능을 감퇴시킬 수 있다.

 학계에서 성기능 장애를 일으키는 것으로 보고된 약품의 목록을 보면, 감기약, 소염 진통제, 고혈압 치료제, 위궤양 치료제, 혈관 확장제, 이뇨제, 스테로이드 제제, 항암제, 향정신성 약품, 신경안정제, 탈모 방지제 등 거의 모든 약품이 포함돼 있다.

 물론 성기능보다 더 중요한 것이 질병의 치료이다. 고혈압이나 당뇨처럼 반드시 필요한 약은 어쩔 수 없이 지속적으로 복용해야 한다. 다만 약물 때문에 성기능에 장애가 일어났다는 판단이 서면 의사와 상의해 부작용을 최소화하는 노력이 있어야 할 것이다.

노화

 나이가 들어도 왕성한 정력을 과시하는 사람이 있기는 하지만 사실 노화는 정력 감퇴의 분명한 원인이다. 젊은 남성의 최대 사정거리는 약 60cm이지만 노인의 최대 사정거리는 12cm에 불과하다. 사정력만 약화되는 게 아니라 정액의 양도 줄어들고 그에 비례해 쾌감도 약화된다.

 실제 많은 남성들이 어느 순간부터는 전혀 사정이 되지 않는다는 것을 알고 전율한다. 성교를 원하는데 발기가 되지 않을 때, 오르가즘이 이전만큼 강력하지 못하거나 즐겁지 않을 때, 오르가즘에 도달하기 위해 특정 장치나 상황을 이용해야만 할 때 남성은 고통스러워한다. 하지만 발기가 성교의 모든 것은 아니다.

발기력이 예전 같지 않아도, 성생활의 즐거움은 충분히 누릴 수 있다. 노화를 자연스럽게 받아들이고 다양한 방식으로 즐거움을 찾으려는 열린 마음이 중요하다. 그것이 당신을 남들보다 덜 늙게 할 뿐 아니라, 아주 천천히 늙게 할 것이다.

인스턴트식품 과다섭취

현대의 직장인들은 우리의 한식 대신 간편한 서양식 혹은 인스턴트식품으로 한 끼를 해결하는 경우가 많아지고 있다. 하지만 인스턴트식품은 결코 건강에 좋지 않으며 특히 아침식사로 삼기에는 최악의 음식이 아닐 수 없다. 인스턴트식품에는 각종 방부제와 나트륨, 인공감미료, 화학첨가제가 들어가 있어 발암식품이라 불러도 과언이 아니다. 또한 서양식에 많이 들어가는 지방과 염분, 밀가루, 설탕 등은 혈관을 노화시켜 성기능을 떨어뜨린다.

소극적인 치료

체면이나 부끄러움은 성기능 장애를 악화시킨다. 여성이 산부인과 가기를 꺼려하지 말아야 하듯이 남성 역시 비뇨기과 방문을 두려워하지 말아야 한다.

따지고 보면 성기능 이상은 당뇨, 고혈압과 그 뿌리가 같다. 노화와 잘못된 생활습관 때문에 생긴 질병들이다. 따라서 당뇨나 고혈압 환자가 병원에서 약을 처방받고, 백내장 환자가 인공수정체 삽입 수술을 받는 것처럼 성기능에 문제가 있다면 당연히 적절한 처방과 치료를 받아야 한다.

남성의학은 쾌락의 의학이 아니라 마음과 육체의 은밀한 병을 고쳐내는 의술이다. 현대 의학은 '관에 누운 남성도 일으켜 세울 정도로' 발달했다. 일차적으로 운동과 금연·절주 등의 생활습관 교정을 시도해야겠지만, 그것으로 해결되지 않는다면 '비아그라', '시알리스', '자이데나'와 같은 약물의 도움을 받을 수 있다. 자가주사요법으로 간편하게 발기시킬 수도 있다. 그래도 안 된다면 최후 수단으로 음경 해면체 속에 기구(보형물)를 삽입하는 수술도 있다. 다만 외과적 수술은 말 그대로 '최후의' 수단이다. 수술비가 1천만 원에 육박할 정도로 비쌀 뿐 아니라 영구적인 발기부전, 피부괴사 등 심각한 부작용이 일어날 확률도 높다. 목숨 내놓을 일이 아니라면 섣부르게 시도할 생각을 하지 않는 게 좋다.

한편 전립선 질환도 정력 감퇴의 주요 요인이다. 야뇨 증상이나 전립선 질환의 가족력이 있는 중년층이라면 매년 전립선 검진을 받아야 한다.

[정확하게 알아보기 1] 조선 시대 왕의 정력 단련법

조선 시대 최고의 정력가로 살아야 했던 왕의 특별한 비법은 무엇이었을까? 역사적 사료를 통해 알려진 궁중에서 왕의 섹스 단련 및 정력 강화법은 다음과 같았다.

(1) 여름철이 오면, 왕과 왕비가 나체로 주무시길 권유했다 : 나체로 자고 나면 밤사이에 내장의 독성이 땀샘을 통해 배출되어 피가 맑아지게 된다.
(2) 초복이 지나면 말똥을 구하여 섭취하도록 했다 : 짐승들의 똥 가운데는 천하영약이 많다고 여겨졌다.
(3) 박쥐 똥[夜明砂], 산토끼 똥[望月砂]을 섭취하도록 했다 : 박쥐 똥과 산토끼 똥은 눈을 밝아지게 한다.
(4) 누에똥을 섭취하도록 했다 : 누에똥은 류머티즘이나 반신불수의 치료제로 쓰인다.
(5) 사주단자 속에 말똥을 넣어 보냈다 : 음식 부패하지 않게 하는 방부제로 쓰인다.
(6) 메주를 뜰 때 반드시 볏집과 말똥을 사용했다 : 볏집 역시 방부제로 쓰인다.
(7) 말똥메주로 만든 장을 이용해 오이냉국, 미역냉국을 만들어 우물 맨밑바닥에 며칠씩 보관해뒀다가 꺼내 먹는다 : 말똥메주로 만든 장은 음식을 신선하게 먹도록 해준다.
(8) 장작을 자주 패도록 했다 : 장작을 패다보면 허리와 배꼽(단전)에 원기가 모여들고, 성기(性器)로의 기혈 흐름이 원활해진다.

(9) 성기에 찬물을 끼얹도록 했다 : 성기 밑에 꿰맨 줄 같은 게 있는데, 이곳에 찬물을 끼얹기를 몇 차례 하면 죽었던 페니스도 슬그머니 살아날 만큼 효력이 있다.

(10) 궁궐에 여름이 오면 도루묵과 개미알을 준비한다 : 도루묵의 이리(정액)는 조선시대에 인기 있었던 일종의 비아그라였다.

(11) 개미를 볶아 먹도록 했다 : 자기 몸무게보다 400배나 무거운 물체를 끌고 다니는 개미에는 풍부한 단백질과 18종의 아미노산 외에도 아연 구리 망간 등 여러 종류의 미량원소가 들어있으며 특히 아연성분이 많다. 아연은 생명의 불꽃이라 할 정도로 인체 내의 효소를 합성하는 데 불가결한 물질이다.

(12) 개미 알을 으깬 뒤 꿀물을 타서 미약(媚藥)으로 사용했다 : 개미알은 정력에 효험이 있다.

(13) 석장을 이용한 피서를 즐겼다 : 재래식 토종 조선장이 10년 이상 묵으면 투명한 고체가 간장 밑에 생기는데, 이를 석장이라 한다. 환부에 10원짜리 동전 크기의 석장을 올려놓고 그 석장 위에 쑥뜸을 뜨면 정력이 강화된다고 여겨졌다.

(14) 무더운 여름 삼베옷 차림으로 죽부인과 동침하여 대나무의 서늘한 기운이 삼베옷을 침투하도록 했다 : 죽부인과 친하면 몸과 성기가 튼튼해진다.

(15) 천근추의 찹쌀을 9번 법제해 만든 미숫가루를 복용했다 : 천근추를 복용하면, 정력이 강화되고 건강해진다.

확실히 큰 페니스는 여성의 성적인 심리에 강한 이미지를 심어줄 수 있다. 그러나 크다고 해서 무조건 여성을 만족시키지는 않는다. 의외로 많은 여성들이 평균 이상의 크기를 반기지 않는다. 이유는?

2부
야릇하고 오묘한 정력에 대한 속설들

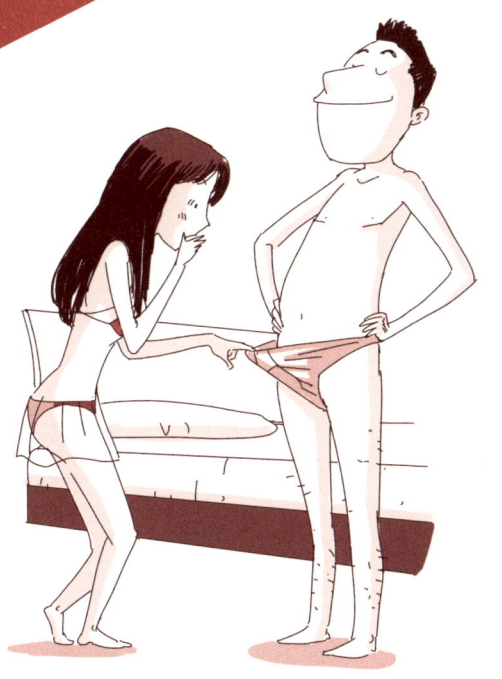

1. 타고난 정력가는 페니스가 크다?

얼마 전에 개봉했던 한국영화 〈스파이〉를 보면 정부 소속의 비밀요원이 자신의 아내에게 접근하는 정체불명의 스파이와 나란히 변기 앞에 서서 소변을 보는 장면이 나온다. 두 사람의 묘한 신경전은 주인공이 스파이의 성기를 곁눈으로 확인하는 데서 절정에 이른다. 좀처럼 오줌 줄기가 가늘어지지 않는 라이벌의 아랫도리를 슬쩍 내려다본 주인공은 압도적인 크기에 깜짝 놀라고, 그 상황을 중계화면으로 함께 지켜보던 상황실에서도 동요가 일어난다. 남자 요원들은 하나같이 "졌다"는 표정이고, 여자 요원들은 "심봤다"는 표정이다. 심지어 한 여자 요원은 자기 손으로 그 스파이를 잡겠다고 앞뒤 안 가리고 나서다가 면박을 당한다.

크기에 대한 남자의 강박과 일반적인 의식이 영화의 소재로 쓰인 재미난 장면이었다.

목욕탕에서 옷을 벗는 모습에는 크게 두 가지 유형이 있다. 아랫도리부터 벗고 가장 나중에 상의를 벗음으로써 초반부터 남근을 자랑하는 사람이 있는가 하면, 상의부터 천천히 벗기 시작하다가 눈 깜짝할 사이 하의를 벗어던지고 수건으로 아랫도리를 가린 채 황급히 욕실 안으로 들어가는 사람이 있다.

화장실에서도 마찬가지다. 누가 쫓아오는 것처럼 헐레벌떡 볼 일을 보는 사람이 있는가 하면 느긋하게 휘파람까지 불며 여유 있게 지퍼를 올리는 사람이 있다. 남자 화장실의 소변기에는 칸막이가 없으니 서로의 물건을 곁눈질로 훔쳐보며 비교하는 일도 예사다.

서양의 야한 동영상을 볼 때도 상대적 박탈감이 몰려온다. 백인이나 흑인이 가진 페니스의 엄청난 크기와 길이에 압도당하고 만다. 자꾸만 내 성기가 너무 작은 것은 아닌지 걱정이 되고 자신이 없어진다. 페니스가 조금만 더 크면 파트너를 더욱 만족시켜줄 수 있을 것 같은 생각이 든다.

일단, 크기에 대한 콤플렉스를 버리자. '남의 떡이 더 커 보이는' 심리가 여기에서도 작동하기 때문이다. 중요한 것은 발기 전 크기가 아니라 발기 후 크기이다. 발기 전에는 크기가 천차만별이라 하더라도 발기 후에는 크기가 서로 비슷해지기 마련이다.

더구나 한국 남성의 평균 성기 사이즈는 일본이나 다른 아시아 국가보다 큰 것으로 알려져 있다. 세계보건기구(WHO)가 정한 국가별 콘돔 표준 규격을 보면 한국 남성은 길이 17cm, 너비 5.3cm의 표준형으로 분류되고 있다. 일본, 태국 등 다른 아시아 국가가 길이 17cm에 너비 4.9cm의 소형인 것과 비교된다.

한편 대한비뇨기과학회의 자료에 따르면 한국 남성의 평균 성기 크기는 발기 시 길이 12.7cm, 둘레 11.5cm 정도라고 한다.

여성의 평균 질 길이는 7~8cm에 불과하다. 더욱이 쾌감을 가장 크게 느끼는 부위는 질구에서 겨우 4~5cm밖에 떨어져 있지 않다. 여성의 질은 아기를 낳을 수 있을 만큼 넓어지기도 하지만 손가락 하나가 겨우 들어갈 수 있을 만큼 좁아지기도 한다. 즉 페니스의 사이즈가 어떻든 간에 그것에 맞춰 수축이 가능하다는 얘기다. 평균치이거나 그보다 약간 작아도 물리적으로는 여성을 만족시키기에 충분한 크기와 굵기인 것이다.

"그래도 더 크면 좋은 게 아니겠어요? 길고 굵을수록 더 좋은 거 아닐까요?"

확실히 큰 페니스는 여성의 성적인 심리에 강한 이미지를 심어줄 수 있다. 그러나 크다고 해서 무조건 여성을 만족시키지는 않는다. 의외로 많은 여성들이 평균 이상의 크기를 반기지 않는다. 여성의 몸을 잘 이해하고 섹스의 기교에 능숙하지 않은 이상, 그저 크기만 한 페니스는 여성에게 만족은커녕 고통과 불쾌감만 안겨줄 뿐이다. 페니스의 크기보다는 상대방에 대한 배려와 애정, 편안한 분위기가 만족감에 절대적인 영향을 미친다는 것을 명심, 또 명심하자.

우리가 '체력이 강하다'라고 할 때엔 그 사람의 체격은 큰 문제가 되지 않는다. 체조선수 양학선, 레슬링 선수 심권호는 단신이지만 세계를 제패할 만큼 강인한 체력을 가지고 있다. 손이 작아도 악력이 강할 수 있고, 몸이 가늘어도 장의 소화력이 강할 수 있다. 정신력이 강하다고 할 때에 두개골의 용적이나 뇌의 크기 같은 걸 문제 삼는 사람은 아무도 없다.

그런데 정력에 있어서만큼은 크기에 집착하니 이상한 일이다. 역사에 이름을 남긴 정력남들에 대한 소문과 인식도 페니스의 크기와 매우 밀접하다.

우리나라의 대표적인 전설의 정력남 변강쇠도 '대물'의 이미지다. 하지만 놀랍게도 변강쇠의 원본이라고 할 수 있는 『가루지기타령』을 보면 크기가 크다거나 테크닉이 뛰어나다거나 하는 언급은 전혀 보이지 않는다. 변강쇠 성기에 대한 옹녀의 찬양가를 보아도 크기에 대한 내용은 없다. 변강쇠의 물건이 대단했다는 착각은 변강쇠를 소재로 한 영화가 만들어낸 이미지일 뿐인 것이다.

역사 속 실존 인물인 카사노바도 마찬가지이다.

18세기 이탈리아 출신의 카사노바는 아마도 세계에서 가장 유명한 정력왕일 것이다. 그의 이름 자체가 바람둥이를 지칭하는 대명사가 되어버릴 정도로 비범한 바람둥이었던 카사노바는 사실 단순한 난봉꾼과는 차원이 다른 인간이었다. 15세에 수도원장, 16세에 법학박사를 역임할 만큼 입지전적인 인물이었던 데다 의학, 화학, 수학에 두루 능통함은 물론 시인과 바이올리니스트, 격투가로도 활동할 정도로 세기적인 천재였던 것이다.

그가 사귄 여성은 귀족 마나님은 물론이고 하녀, 중산층 주부, 시인, 창부, 과부 등등에 이르기까지 그야말로 그 시대의 전 여성계층을 아울렀다. 특이점은 신분 고하와 외모를 막론하고 누구도 차별하지 않고 동일한 대우를 해줬다는 것이다. 카사노바야말로 진정한 양성평등애자이자 인본주의자였던 셈이다. 또한 그렇게 많은 여자들과 사귀면서도 단 한 명도 임신시키지 않았다고 하니 놀라울 따름이다. 이건 그가 완벽한 피임법을 구사했기 때문인데, 콘돔은 물론 직접 개발한 여성용 피임도구와 레몬즙까지 이용한, 지금 보아도 매우 과학적이고 비상한 방법들이었다.

이처럼 남들보다 뛰어난 재능과 지식, 그리고 명불허전인 성적 매력과 능력뿐 아니라 여성을 존중하는 마음과 세련된 매너까지 갖춘 카사노바가 그저 희대의 바람둥이로 알려진 이유는 수도원의 수녀라든지 유부녀, 모녀를 한꺼번에 건드리는 등 지나치게 방종했던 생활 때문이었다. 늘 빚에 쫓기고 간통에 휘말려 여러 번 감옥에 가거나 추방을 당했으니, 그의 인생은 사실 행복하고 즐거웠다고 평가하기에는 무리가 많다.

중요한 것은 이처럼 '정력왕 중에 정력왕'이라고 할 수 있는 카사노바도 대물이었다거나 페니스에 무슨 신통방통한 점이 있었다는 기록은 전혀 없다는 사실이다. 그가 여성을 유혹할 때 사용했던 것은 신체적인 매력이나 크기가 아니었으며, 여성의 심리와 몸을 정확하게 간파하고 공략했던 그의 비상한 두뇌가 가장 큰 무기였다는 점은 뼛속 깊이 새겨둘 일이다.

 물론 역사에는 오로지 성기의 크기로 이름이 오르내린 정력가도 존재한다.
 진나라의 천하통일부터 춘추전국시대까지를 다룬 『열국지』를 보면 동양 역사상 거의 최초로 '거시기로 신분 상승한 남자'인 노애가 등장한다. 중국 진시황 때에도 1년 농사가 끝나 추수를 하고 나면 사람들이 시장에 모여 축제를 벌이며 장기자랑을 하는 풍습이 있었는데, 동네 건달 출신인 노애라는 남자가 장기자랑에서 자신의 아랫도리를 선보인 것이 기록으로 남아 있는 것이다. 그가 과시한 것은 유별난 크기와 빳빳함이었다. 발기시킨 성기에 오동나무 수레바퀴를 걸고 빙글빙글 돌렸다 하니 그 힘이 대체 어느 정도였을지 상상하기 벅찰 지경이다.
 이런 엄청난 대물에 대한 소문은 곧 온 나라에 자자하게 퍼졌고, 진시황의 어머니이자 과부였던 장양태후에게 소개되기에 이른다. 노애는 곧 환관으로 가장하여 궁에 들어가 태후를 모시게 되었고, 둘은 '아교와 옻처럼' 달라붙어 떨어질 줄 모르다 아이까지 둘이나 몰래 낳았다. 그러나 궁 안의 비밀이 영원할 수는 없는 법. 결국 분노한 진시황에게 발각된 노애는 두 아이와 함께 처형당하고 만다. 힘 좋고 크기만 해서는 오히려 재앙이 되기 쉬운 것이다.

　결론부터 말하자면 성기의 크기는 정력, 즉 섹스의 능력과는 별 차이가 없다. 행복한 인생과는 더더욱 상관이 없다.
　중요한 것은 길이보다 굵기이고, 크기보다 강직도다. 이보다 더 중요한 것은 물론 정서적 교감, 정성스러운 전희일 것이다.
　굵기는 타고난 것이지만 강직도를 결정짓는 것은 뭐니 뭐니 해도 평소의 습관과 건강이다. 건강해야 혈액순환이 잘되고 혈액순환이 필요할 때마다 힘차게 발기할 수 있다. 평소 술과 담배를 멀리 하고 운동을 꾸준히 한다면 비아그라 없이도 당신의 페니스는 우뚝 일어설 것이다.

2. 정력이 센 남자가 명도 길다?

　최근 들어 남성호르몬 수치가 높으면 사망률이 낮고, 남성호르몬 수치가 낮으면 전반적인 건강 상태가 악화되어 사망률이 높아진다는 연구 결과가 속속 나오고 있다. 남성호르몬은 일반적으로 성욕을 증가시키고 지방 분해를 촉진하는 기능을 한다. 따라서 남성호르몬이 감소하면 체내 지방이 증가해 고혈압과 고지혈증 등의 질환이 생길 수 있고, 체내 지방에 의해 인슐린 내성이 생겨 당뇨병이 생길 수도 있다. 결국 정력이 세다는 것은 그만큼 몸의 전반적인 기능들이 건강하다는 뜻이므로 명(命)이 길다고 볼 수 있는 것이다. 더구나 기록적인 장수를 누린 남성들은 거의 다 아내가 있었으니, 정력이 센 남자가 명이 길다는 말은 거의 틀림없는 사실로 보아도 무방하다.

　영국의 유명 위스키 '올드 파' 술병에는 모자를 쓰고 지팡이를 옆구리에 낀 노인의 모습이 그려져 있다. 100세가 넘어서도 활기가 넘쳤다던, 17세기 영국의 전설적인 인물 토머스 파의 초상이다. 술병의 그림은 토머스 파가 152세 되던 해에 영국 국왕 찰스1세가 그를 왕궁으로 초대, 당시 가장 유명한 화가인 루벤스에게 그리게 한 초상화로써, 지금까지도 술병의 마크로

남은 것이다.

시골의 평범한 농부였던 토머스 파는 80세에 처음 결혼하여 1남 1녀를 두었다. 102세 때는 강간죄를 저질러 18년간 옥살이를 했다. 그리고 출소 후 120세 되던 해 45세의 여성과 재혼하여 130세 때까지 농사일을 했으며, 140세까지 원만한 성생활을 했다.

152회 생일을 맞은 기념으로 왕궁에 초대되어 갔을 때 눈앞에 펼쳐진 산해진미와 아름답고 젊은 남녀의 파티는 평생을 농부로 살아온 토머스 파를 크게 흥분시켰던 모양이다. 평생 소식과 절제된 생활을 해오던 파는 자제력을 잃고 실컷 먹고 마셨으며, 결국 과식으로 급사하고 말았다. 그가 런던에 초청받아 오자마자 횡사해버리자 영국왕립의학협회는 당대의 명의에게 그의 시체를 해부하게 했는데, 놀랍게도 그의 내장 조직은 청년과 다름없이 건강했다고 한다.

헝가리의 야노스로웬 부부는 147년 동안이나 결혼생활을 해 기네스북에 오른 사람들이다. 남편은 172세, 부인은 162세까지 살았으며 116세의 자식이 지켜보는 가운데 같은 날 세상을 떠났다.

그 유명한 킨제이 보고서에도 27세의 아내 사이에서 아이를 낳은 94세 농부에 대한 사례가 나온다. 남편은 88세, 아내는 90세인데 적극적인 성생활을 하고 있는 흑인 부부의 사례도 있다.

이러한 장수자들의 공통점은 성생활을 지속적으로 해왔다는 것이다. 성생활을 지속했다는 것은 바로 남다른 정력의 소유자였다는 것을 의미한다.

정력과 건강에 관련된 한 가지 특이한 사실은 뇌를 얼마나 효과적으로 사용하느냐에 따라 성호르몬의 감소 정도가 큰 차이를 보인다는 것이다.

한 통계에 따르면 정신노동자들이 육체노동자보다 성욕이 강한 것으로 드러났다. 뇌의 활동이 많은 사람들이 성적으로도 민감한 것이다. 물론 단순히 학문적 지식이 많다거나 계산 능력이 뛰어나다고 해서 성적으로 유리하다는 의미는 아니다. 여기서 말하는 뇌의 활동이란 풍부한 감성으로 일상에 대한 끊임없는 관심과 상상력을 유지하는 것을 말한다. 살아 있는 감각이 그만큼 살아 있는 성감을 불러일으킬 수 있다는 말이다.

그러니 아름다운 여자나 예쁜 꽃, 황홀한 대자연을 대하게 된다면, 점잔을 빼며 표정을 감추기보다 충분히 감탄하고, 환호하고, 즐기는 것이 좋다. 바쁘다는 핑계로, 나이가 들었다는 핑계로 주변에 무감각해지는 것은 노화를 재촉하고 정력을 감퇴시킬 뿐이다.

일상의 모든 것에 호기심을 갖고 새로운 기쁨을 찾아내는 것, 이것이야말로 정력적인 남자가 되기 위한 첫 번째 길이며, 오래, 건강하게 살기 위한 바람직한 삶의 자세이다.

3. 남자보다 여자가 더 성욕이 강하다?

플라톤의 작품 〈향연〉을 보면 태초의 완전한 인간 안드로규노스(Androgynous)에 대한 이야기가 나온다. 안드로규노스는 남성과 여성을 동시에 가진 양성 인간으로, 머리가 좋고 재주가 출중해 신들의 권능에 도전할 정도였다고 한다.

사악할 정도로 영리한 안드로규노스의 특이점 중 하나가 평소에는 남성으로 생활을 하다가도 밤에 사랑을 나눌 때는 꼭 여성이 되었다는 사실이다. 남성보다 여성이 오르가즘을 느끼는 강도가 훨씬 강하고 질이 높다는 것을 고대의 지식인들 역시 이미 알고 있었던 것이다.

섹스의 황홀경은 동서고금을 막론하고 유사 이래 수많은 미술품과 문학작품을 탄생시켰다. 남녀가 합일되는 섹스는 신이 인류에게 허락한 창조의 대행 과정이자 인생의 고단함을 해소할 수 있도록 신이 내린 최고의 스트레스 해소법인 것이다.

성욕, 즉 이성과 한 몸이 되고자 하는 욕구는 자손을 생산해야 할 모든 생물체들이 가지는 욕망이다. 하지만 섹스의 양상은 생물종마다 천태만상이다. 어떤 종은 암컷의 마음을 얻기 위해 화려한 외모를 뽐내고, 어떤 종은 자기보다 더 크고 강한 암컷의 등에 목숨을 걸고 올라타 순식간에 씨를 뿌리고 줄행

랑을 친다. 또 대개의 경우 암컷들은 더 크고 강한 수컷의 씨를 받는 것에만 관심이 있을 뿐, 짝짓기 자체에는 흥미가 없는 것처럼 보인다. 대부분의 생물 종이 특정한 시기에만 발정을 하며, 발정기를 제외한 기간에는 이성에 대한 관심을 전혀 보이지 않는다.

하지만 인간은 정해진 발정기가 없는 희귀한 생물종에 속한다. 인간은 365일 24시간 어느 때건 섹스가 가능하며, 제대로만 한다면 거의 매번 오르가즘을 느낄 수 있다.

시각적인 것에서 주로 성욕을 느끼는 남성은 여성과 달리 외부의 자극으로부터 성적 충동을 받기 쉽다. 매력적인 여성을 보거나 선정적인 장면을 볼 때, 또는 그러한 장면을 상상하는 것만으로도 성욕이 일어나며, 동시에 페니스가 발기된다. 심지어 상대가 전혀 매력적이지 않은 상황에서도, 간단한 터치만으로 남자는 성적으로 준비가 된다. 때로는 의지와 상관없이 작동하는 몸 때문에 왕왕 난감해지기도 한다.

반면 여성의 성적 충동은 좀 더 복잡하다. 시각적인 것도 중요하지만 촉각과 후각, 청각이 모두 동원되어 여성의 성욕을 불러일으킨다. 때로는 꽃 한 송이, 사랑한다는 말 한마디, 뜨거운 눈빛만으로도 여자의 몸이 열리지만, 값비싼 선물공세와 달콤한 밀어, 온갖 애무에도 닫힌 문이 꿈쩍하지 않는 경우도 있다.

그렇다면 역시 여성의 성욕은 남성보다 약한 것이 아닐까?

여자라면 기본적으로 성에 수동적인 요조숙녀여야 맞는 것이 아닌가? 간혹 눈에 띄는, 남다른 성욕을 가진 여성은 어딘가 비정상적인 것이 아닌가?

현대에 들어 속속 밝혀지는 연구 결과에 의하면, 그렇지 않다. 정신의학자 메리 셔페이(Mary sherfey) 박사에 의하면 원시사회에서 여성의 성욕은 남성의 그것보다 더 강할 뿐 아니라 끝이 없을 정도로 왕성했다고 한다. 원래 타고난 여성의 성욕은 남성 못지않다는 것이다. 다만 문명화된 농경사회의 유지를 위해서, 또 부계사회로 변모하는 과정에서 여성의 성욕은 억압될 필요가 있었다는 주장이다.

여성의 성욕을 억압하지 않을 경우 사회질서의 유지가 위협을 받게 되므로 여성은 부모와 가족, 또래, 사회적 규범 등에 의해 성욕의 발산과 거리가 먼 생활을 강요받았으며, 그 결과 여성의 성욕은 무의식의 아래로 감춰지게 되었다.

또 다른 성의학자는 여성의 성욕은 남성보다 적응력이 더 뛰어나다고 주장한다. 남자보다 육체적인 힘이 약한 여성들이 지배계층인 남성과 무리 없이 결속하기 위해 성욕을 조절해 사회적으로 유연하게 대처할 수 있었다는 것이다. 남성은 성욕을 해결하기 위해 매우 적극적으로 행동한다. 정기적으로 섹스를 할 파트너가 없는 경우 성매매를 통해서라도 만족을 구한다. 하지만 여성은 장기간 성적 출구를 갖지 않고도 별 문제 없이 살아가며, 다만 기회가 생기면 매우 적극적인 자세를 보인다는 주장이다.

하지만 현대에 이르러 여성의 사회 진출이 늘어나고 남성과 독립된 삶을 영위할 수 있게 되면서, 여자들도 점차 자신의 몸과 욕망에 관심을 보이고 성욕의 해소에 좀 더 적극적인 자세를 보이고 있다.

남성은 한 시간당 평균 6회 정도 섹스에 대해 생각한다고 한다. 일주일이면 750회나 성적인 생각에 사로잡힌다는 이야기다. 또 어떤 조사에 의하면 모든 연령의 남성들이 일주일에 약 3회의 성교를 원한다고 한다. 실제로 평균 나이가 67세인 그룹을 대상으로 한 연구에 의하면, 70세 이하 남성의 53%가, 70세 이상의 남자는 33%가 일주일에 최소 1회의 섹스를 하는 것으로 나타났다. 더 나아가 대부분의 남성들은 기회가 주어진다면 더 많이 섹스를 하고 싶어 하는 것으로 나타났다.

놀라운 것은 여성도 크게 다르지 않다는 점이다. 많은 여성들이 하루에도 몇 번씩 성에 대해 생각하며 좀 더 많은 섹스의 기회를 바라고 있는 것으로 나타났다.

여성을 상품화하는 상업주의로 말미암아 우리 사회에서는 젊고 아름다운 여자만을 섹시하게 생각한다. 또한 여성은 폐경이 되면 더 이상 여자가 아니며 섹스도 끝이라는 생각을 하고 있다.

하지만 폐경이 되면 오히려 여성의 성욕은 더 강해진다. 여성호르몬인 에스트로겐의 분비가 줄면서 상대적으로 남성호르몬의 분비가 증가하기 때문이다. 또 임신에 대한 두려움이 사라지고 이때쯤이면 자녀들이 독립을 하여 부부만 남는 가정도 많아 속설과는 반대로 신혼처럼 왕성한 섹스를 즐기는 커플들도 많다.

여성이 느끼는 오르가즘이 남성 못지않고, 심지어 더 강하며 누릴 수 있는 오르가즘의 종류가 무수하다는 사실이 밝혀진 것은 불과 50여년밖에 되지 않은 일이다. 남성이 주 고객이었던 성매매 시장도 여성을 대상으로 하는 데까지 그 영역을 넓혀가고 있다.

최근에 밝혀진 또 하나의 사실은 여성도 남성처럼 극도로 흥분했을 때 사정을 한다는 것이다. 여성의 질벽 안에 남성의 전립선과 유사한 기관이 있다는 것이다.

사정을 처음 경험한 여성들은 관계 도중 소변을 본 줄 알고 민망해하기도 한다. 하지만 여성의 사정액은 요도가 아니라 질 내벽의 '어딘가'에서 분출되며, 그 성분 또한 소변과 전혀 다르다. 화학적 분석 결과에 의하면 고농도의 당분과 산성 인삼염이 들어 있는, 남성의 사정액과 유사한 물질이다.

여성도 사정을 할 수 있다는 사실이 알려지면서부터, 자신의 파트너를 사정시키기 위해, 즉 극도의 오르가즘을 느끼게 하기 위해 더욱 열과 성을 다해 섹스에 몰입하는 남성들도 많아지고 있다. 매우 바람직한 일이 아닐 수 없다.

이제 여성을 만족시키기 위해서는 남성들의 보다 많은 연구와 적극적인 자세가 필요한 세상이다. 여성의 욕망을 이해하고 배려하며 그녀들의 요구에 능숙하게 응해줄 수 있는 남자. 그런 사람이 진정한 정력가이며, 여성들로부터 그치지 않는 사랑을 받을 것이다.

4. 정력제를 먹어야 정력이 강해진다?

밤에 제 할 일을 다 하지 못할 때, 남자는 자신감을 상실하게 된다. 그래서 혹시나 하면서 뱀, 웅담, 보신탕, 자라, 개구리 등의 정력제를 찾는다. 구하기 힘든 것들이니만큼 하나같이 비싼 값에 거래가 된다.

결론적으로 말해 값비싼 정력제 중에 제대로 된 효과를 발휘하는 것은 하나도 없다. 단지 플라시보 효과에 의해 정력이 좋아지는 것 같은 기분이 들 뿐이다.

성욕과 정력에는 심리적인 것도 큰 영향을 미친다. 비싼 돈을 들여 좋다는 정력제를 먹였으니 당연히 힘이 날 것이라는 믿음(?)이 실제로도 정력을 좋게 하는 것이다. 하지만 이것은 심리상태에서 비롯된 일시적인 효과일 뿐이다.

과거 못살던 시절에는 보양식으로 알려진 음식들이 나름대로 정력 증강에 보탬이 되기는 했다. 평소 식생활이 빈약한 만큼 고지방, 고단백의 음식이 일시적으로 힘을 솟게 하는 데 확실히 도움이 되었을 것이다. 하지만 요즘처럼 생활수준이 높아져 동물성 식품을 충분히 섭취하는 현대에는 보양식에 집착해봤자 불필요한 지방만 몸에 축적하기 십상이다. 오히려 고

지혈증, 당뇨병 등 발기부전의 원인이 되는 질병을 유발할 수도 있다. 과장된 광고에 혹해 비싼 가격을 주고 사 먹어봤자 낭패를 보는 경우가 부지기수인 것이다. 정력을 강화하려다 건강만 해치게 되니 다 부질 없는 짓이고 아까운 돈만 낭비하게 되는 꼴이다.

발기부전이나 조루 등 성기능 문제에 관한 것은 전문의와 상의해도 충분히 풀 수 있다. 알려지지 않은 건식이나 한약재로 치료될 수 없다는 것은 명확한 사실이다. 이는 세상의 온갖 귀한 것을 다 접하며 누렸던 조선의 왕에게도 마찬가지였다.

숙종에 이어 왕좌에 앉은 경종은 후사가 없었던 인물이다. 『승정원일기』를 보면 즉위년 9월 7일 어의 권성규와 이진성이 "상의 하초(下焦·배꼽 아래 부위) 맥인 척맥(尺脈)이 약하다"고 진단하고, 김창집이 무시로 공진단(拱辰丹)을 복용할 것을 건의하는 내용이 나온다. 잇따라 9월 14일에도 하체의 부실함을 해결하는 가장 좋은 처방으로 공진단을 추천하는데, 『승정원일기』는 이 모두를 "종사의 경사를 위한 것"이라고 전제하며 "선조들도 큰 효험을 봤다"는 경험담을 곁들였다.

공진당의 공(拱)은 공손하게 두 손을 마주잡는다는 뜻이고 진(辰)은 북두칠성을 가리킨다. 즉 공진은 '뭇별이 북극성을 향하듯 사방의 백성이 천자의 덕에 귀의하여 복종함'을 뜻한다. 애초부터 일반인이 아닌 왕의 건강 증진용으로 만들어진

처방인 것이다. 이러한 공진단의 구성 약물은 크게 사향, 녹용, 인삼, 산수유 등으로 이루어져 있다.

 공진단의 치료 목표는 수승화강(水升火降), 즉 찬 기운은 위로 올리고 열은 아래로 내리는 것이다. 얼굴은 신체에서 가장 뜨거운 곳이다. 겨울에도 얼굴은 좀처럼 추위를 타지 않는다. 따라서 한의학에선 얼굴과 머리에 인체에서 가장 뜨거운 화가 있다고 전제한다. 반면에 체온을 유지하기 위해 혈액을 데우는 데 양기를 소모하다보니 하체는 차가워질 수밖에 없다. 뜨거운 열기는 위쪽을 향하고 차가운 한기는 다리 쪽으로 쏟아내려 불균형 상태가 되는 것이다. 이를 주역에선 천지비괘(天地否卦)라고 하여 상하가 단절돼 꽉 막힌 상태로 보았다. "머리는 차갑게, 발은 따뜻하게 하라"는 건강에 대한 격언도 이런 원리에서 유래했다.
 사향은 머리에 불타오르는 양기를 흩어버리고 아래로 내려주는 데 가장 좋은 약재로 알려져 있다. 사향노루의 사향선을 건조시켜 얻은 분비물이 바로 사향인데, 그 향기를 서양에선 머스크라고 불렀다. 현대에도 향수의 주요 원료로 쓰이는 사향은 이성을 유혹하는 데 가장 효과적인 향기로 알려져 있다.
 사향노루는 늘 혼자 다닌다. 교미를 위해 1년에 한 번 정도 암수가 만나는 것 외에는 고독한 혼자만의 생활을 즐긴다. 그가 걷는 길은 늘 험하다. 히말라야의 척박한 땅과 바윗길로만

다닌다. 먹을 것도 항상 축적해 늘 수척하고 깡마른 모습이다.

봄이 되면 사향은 가장 소중한 사향주머니를 스스로 버린다. 자신의 발톱으로 주머니를 떼어 낸 후 대소변으로 덮어버리고 떠난다. 이처럼 사향노루의 삶은 흡사 고독한 수도자의 모습과 일맥상통하는 부분이 적지 않으며, 사향의 효능 역시 맑고 강인한 수도자의 정신과 비슷하다. 예부터 사향은 흉한 사기(邪氣)와 귀신 기운, 악기(惡氣)로 인해 생긴 각종 증상을 사라지게 하고 간질을 치료한다고 전해진다.

사향의 품질엔 여러 등급이 있다. 사향노루가 스스로 적출한 사향이 1등급이며 극히 구하기 힘든 것이다. 2등급은 포획해 도살, 채취한 것이고 3등급은 절벽에서 떨어져 죽은 사향노루의 피가 심장에서 비장으로 흘러들어간 하품이다.

사향에 대한 이야기 중 빠지지 않는 것이 당 현종과 양귀비의 일화이다. 당 현종이 양귀비에게 홀린 이유가 그녀가 허리에 찬 사향주머니 때문이었다는 설이다. 또 양귀비 사후 그녀의 무덤 주변엔 황제의 후궁들이 보낸 도적이 득실득실했다고 한다. 행여나 양귀비가 차고 다닌 사향을 구할 수 있지 않을까 해서 보낸 것이다.

한편 《승정원일기》는 사향에 대해 이렇게 기록하고 있다.

"수컷 사향노루는 기이하다. 사향주머니가 모두 물로 돼 있는데 그 향이 좀처럼 소실되지 않는다. 당나라 때 궁중에 헌상된 후 길러져 사향을 채취한 적이 있었으며 그 이후로는 기록에 없다."

또한 『승정원일기』에서 김창집은 경종에게 공진단을 추천하면서 그 원료가 되는 녹용의 채취 과정에 문제가 있다고 지적한다.

"녹용의 핵심은 그 피에 있다. 중국의 녹용은 피를 품은 채로 말려 붉은 가지 색깔이 나는데, 조선은 피를 빼고 말리는 탓에 녹용의 색깔이 백색이고 효험도 없다."

동서고금을 통해 녹용의 보양과 정력 강화 효과는 널리 알려져 있지만 왜 그런 효과가 나타나는지를 설명하는 한의사는 별로 없다. 다만 정력에 효험이 있다는 믿음은 사슴의 생태와 관련이 깊다. 중국 진나라 때의 학자인 갈홍이 불로장수의 비법을 서술한 도교 서적 《포박자》에는 "종남산에 사슴이 많은데 늘 한 마리의 수컷이 백 수십의 암컷과 교미한다"라고 쓰여 있다. 《본초강목》에서도 "사슴은 성질이 매우 음탕하다"고 지적하면서 좀 더 구체적으로 사슴의 생태를 아래처럼 보고하고 약효에 힘을 싣는다.

"사향노루는 먹을 때는 서로 부르며, 행보할 때는 동행하고, 모여 있을 때는 뿔을 외부로 향해 둥근 진을 쳐서 적의 공격을 방어하며, 누울 때는 입을 꼬리 쪽으로 향하여 독맥(督脈, 해부학적으로 머리뼈와 척추, 남자의 성기를 연결하는 맥)을 통한다."

사슴의 뿔을 관찰하면 녹용의 강장 효과가 더욱 구체적으로 설명된다. 세상의 수많은 동물 중에서 뿔 속으로 피가 흐르는 것은 녹용밖에 없다. 뿔의 외피는 머리뼈의 연장으로 차갑고, 그 안에 든 피는 따뜻하다. 차가운 뼈를 뜨거운 피가 밀고 올라가 튀어나온 형국으로 내부에 있는 양적인 힘이 아주 강하다는 것을 상징한다.

그래서 녹용은 뼈의 생명력과 조혈 기능, 양적인 에너지를 만들어내는 능력이 그 어떤 약재보다 탁월하다고 알려져 있다. 해면체인 남성의 성기에 혈액을 용솟음시키게 함으로써 양도를 흥하게 하며 골다공증, 소아의 성장 부진, 허리 통증에 좋다. 모두 녹용이 가진 양기의 힘 때문이다.

하지만 이처럼 귀한 약재로만 이루어진 공진단을 진상 받고도 경종은 끝내 자손을 만들지 못하고 자신의 조카에게 왕위를 물려주게 된다. 정력제는 궁극의 해결책이 될 수 없다는 것을 확인시켜주는 사례이다.

고대부터 현대까지 각 나라, 각 민족마다 다양한 정력제가 전해지고 있다. 그중 몇몇은 현대 과학으로 효과가 입증된 것도 있지만 전혀 근거가 없는 것들이 대부분이다. 지금부터 살펴볼 동서고금을 통해 정력제로 알려진 것들은 대부분 고열량 식품이다. 비만과 성인병으로 고생하는 현대 남성에게 과연 필요한 것들인지 다시 생각해볼 문제다.

(1) 동물의 생식기

물개, 호랑이, 말, 개, 사슴 등 동물의 생식기는 옛날부터 정력제로 인기가 있었다. 동물의 성기나 고환 등의 생식기를 먹으면 자신의 성기가 강해질 것이라고 믿었기에, 정력이 강한 동물이나 성기가 큰 동물을 정력제로 선호해 온 것이다.

그중에서도 최고로 통하는 것이 바로 물개의 성기인 해구신이다. 수컷 물개 한 마리는 보통 50~100마리의 암컷을 거느리며 2~3개월간 지속되는 발정기 때는 하루에 10~20회씩 교미한다. 『동의보감』에도 "피로의 누적이나 지나친 성관계로 인해 육체가 피로하고 허해져 정력이 감소하거나 기력이 쇠약해졌을 때 이용한다"고 적혀 있다.

해구신의 성분 중 정력증진 효과가 있는 것은 안드로스테론이라는 호르몬이다. 안드로스테론에는 성기능을 강화하고 단백질의 합성을 촉진시키는 효능이 있다.

재미있는 것은 대부분의 안드로스테론은 고환에 있는데 우리나라 사람들은 음경을 주로 먹어왔다는 점이다. 그야말로 비싼 돈 들여 헛물만 켠 셈이다.

남성 호르몬을 만들어내지 못하던 시절에는 해구신 등 동물의 생식기를 먹는 것으로 약간의 효험을 볼 수 있었다. 그러나 싼 값에 질 좋은 남성 호르몬을 얼마든지 구할 수 있는 오늘날엔 비용 대비 효과라는 측면에서 매우 비효율적인 일이다.

(2) 생식기를 닮은 먹을거리

동물의 생식기뿐만 아니라 생식기를 닮은 바나나, 감자, 토마토, 아스파라거스, 아보카도 등도 정력제로 여겨져 왔다. 또 여성의 성기를 닮은 굴과 조개도 정력식품 리스트에 올라 있다. 그러나 생식기와 비슷하게 생겼다고 해서 정력에 좋으리라는 것은 전혀 근거가 없다.

그중 가장 터무니없는 것이 코뿔소의 뿔이다. 힘차게 일어선 남성의 성기를 연상시키는 뿔의 모양 때문에 비싼 값에 팔리고 있는 코뿔소 뿔은 우리의 손톱과 마찬가지로 케라틴과 섬유질 덩어리로 이루어져 있을 뿐이다. 약이 될 이유가 없으며, 특히 정력과는 아무런 상관이 없다.

(3) 정력이 강한 동물

정력이 강한 것으로 알려진 동물은 당연히 정력제로 대접받아 왔다. 대표적인 것이 뱀, 물개, 산양 등으로 그중에서도 특히 뱀이 유명하다. 뱀이 정력제로 효과가 있다고 여겨지는 가장 큰 이유는 72시간에 이르는 긴 교접 시간 때문이다. 또한 먹을 것이 부족하던 시절엔 고단백, 고지방 식품인 뱀을 먹고 나면 힘이 솟구쳤을 것이다. 그러나 정력에 어떤 효과가 있는지는 아직 과학적으로 밝혀진 것이 없다.

남성의 정력과 관련해서 공통된 전문가들의 견해는 "균형 있는 식사와 금연, 절제된 음주, 규칙적 운동, 그리고 정신적 안정이 최고의 보약"이라는 것이다. "급할수록 돌아가라"는 조언은 허상에 불과한 최고의 정력제를 찾는 모든 남성들이 새겨들어야 할 말이다.

5. 어디까지 맞을까? 정력에 대한 다양한 속설들

(1) 대머리는 정력이 세다?

머리가 벗겨지는 현상인 대머리는 지구상의 모든 동물 중에서 오직 인간에게만 있으며 그것도 대부분 남성에게서 나타난다. 머리카락의 발육은 인체의 호르몬에 의해 좌우된다. 머리카락의 성장을 돕는 것은 여성호르몬, 성장을 방해하는 것은 남성호르몬이다. 그래서 여성에 비해 상대적으로 남성호르몬이 많은 남성이 대머리가 될 확률이 높은 것이다. 이런 맥락에서 대머리인 남성이 정력이 탁월할 것으로 추측하는 말들이 많지만 임상적으로는 별 의미가 없다.

탈모의 직접적인 원인이 되는 물질은 남성호르몬인 테스토스테론의 대사물질인 디하이드로테스토스테론(DHT)이다. 이 DHT가 전립선의 성장, 수염, 팔다리의 털, 헤어라인의 변화, 여드름, 안드로겐성 탈모증을 일으키는 것으로, 정력과는 아무런 직접적인 관계가 없다.

(2) 코가 크면 성기도 크다?

결혼 전까지는 속궁합을 맞춰보기 힘든 시절, 실제로 섹스를 해보지 않고 남성의 정력을 알아보는 여러 가지 탐색법이 모색되다 보니 이런저런 다양한 속설들이 생겨나게 되었다.

코가 큰 남자, 키가 큰 남자, 목이 두껍고 견고한 남자, 골격이 딱 벌어진 근육질의 남자, 웃음소리가 호쾌한 남자, 귀가 크고 살집이 두툼하게 붙어 있는 남자, 음식을 아주 먹음직하게 잘 먹는 남자, 손아귀의 힘이 강한 남자, 허벅지가 굵은 남자, 털이 많은 남자 등이 예로부터 전해지는 거근(巨根)을 가진 남성상이다.

하지만 아직까지 의학적으로 특정 신체 사이즈와 성기의 관계가 입증된 바는 없다. 확실한 것은 뚱뚱한 남성치고 '큰 물건'의 소유자는 없다는 사실이다. 체중 7kg이 초과될 때마다 음경은 1cm의 비율로 안으로 묻히게 때문에 체중이 많이 나가게 되면 그만큼 사이즈는 작아져 보이게 된다. 배가 안 나오고 호리호리한 체격을 가진 남성이 같은 키의 뚱뚱한 남성에 비해 사이즈가 클 가능성이 높다.

(3) 오줌발이 센 남성이 정력도 강하다?

배뇨와 사정은 모두 자율신경계의 통제를 받는다. 즉 배뇨가 원활하게 잘되는 남성은 발기력도 좋다고 볼 수 있으며, 소변을 잘 참는 것은 사정도 잘 참아 섹스 시간이 길 수 있다는 것을 의미한다. 그러나 반드시 약해진 오줌발이 정력의 약화로 이어지는 것은 아니다. 노화현상으로 신경기능이 느슨해지면

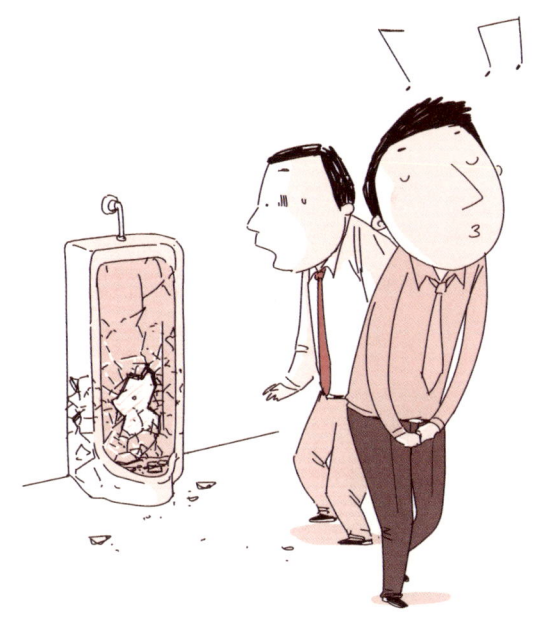

배뇨뿐 아니라 발기력도 저하되어 오줌발이 가늘어지고 정력도 약해지는 것은 사실이지만, 배뇨력의 약화는 전립선 질환, 요도종양, 방광염 등의 기질적 병에 의해서도 생겨날 수 있기 때문이다. 따라서 배뇨력이 약해졌다면 우선 건강검진을 받아볼 일이다.

(4) 포경수술을 안 한 사람이 정력이 세다?

현재 전 세계적으로 포경수술을 한 남성은 20% 미만이며 이 중 이슬람교도와 유대교도를 제외하면 겨우 5% 미만에 불과하다. 본래 이슬람교와 유대교 문화권에서 종교 의식으로 행해지던 포경수술은 19세기 말에 이르러 영국과 미국에서 유행

했고, 자연스럽게 우리나라에도 전해지게 되었다. 그러나 19세기 말 포경수술이 유행했던 것은 본래 자위행위를 줄이고 정력을 감퇴시켜 섹스 횟수를 줄이고자 하는 목적 때문이었다. 아직 학계에서는 첨예한 의견 대립으로 포경수술과 정력의 연관성을 밝히기는 꺼려하나 왠지 께름칙할 수밖에 없다.

(5) 작은 고추가 맵다?

사상체질에 의하면, 작은 체구에 상하의 균형이 잘 잡힌 외모가 특징인 소음인 중에 정력가가 많다. 꼼꼼하고 내성적인 성격의 소음인은 신장이 튼튼해 정력이 강한 편이고, 분위기나 섬세한 터치를 중요시해 섹스에서는 오히려 체력으로 밀어붙이는 태음인보다 테크닉이 뛰어난 편이다. 단, 체구가 작다고 무조건 좋아할 일은 아니다. 작은 체구에 하체보다 상체가 발달된 소양인은 급하고 직선적인 성격에 보기보다 정력이 약해 보일수도 있으나 작지만 맵지 않은 고추일 수 있다.

(6) 고사리나 율무는 정력을 떨어뜨린다?

산속에서 수행하는 스님들이 고사리와 율무차를 많이 먹었기 때문에 '고사리를 먹으면 정력이 약해질 것'이라고 민간인들이 생각해 잘못 전해진 것이다. 고사리는 우리 몸에 여러모로 이로운 우리나라 봄철 음식이다.

율무도 다이어트를 하려는 남성이나 여성들이 먹으면 몸 안의 노폐물을 빼주고 칼로리는 낮춰주기 때문에 우리 몸에 아주 좋은 음식이다. 특히 태음인에게 잘 맞는다.

제철에 나는 신선한 과일과 채소들이야말로 정력에 좋은 음식들이다.

(7) 시간이 길면 길수록 만족도도 높다?

오랜 시간의 섹스는 여성에게 더욱 큰 만족감을 줄 것으로 생각하는 남성들이 많다. 하지만 이것 역시 잘못된 속설이다. 여성이 오르가즘을 느끼려면 15분 이상은 남성이 끌어주는 것이 좋으나 한 시간 이상의 긴 섹스는 여성에게 쾌감보다는 고통을 안겨줄 위험이 있다. 여성의 질 속에 음경이 삽입되고 30분 이상 왕복 운동이 지속되면 질 점막으로부터 윤활액의 분비가 급격히 줄어들어 성기가 건조해진다. 무리한 마찰에 따른 미세한 상처는 이런저런 감염이나 질병의 위험도 높인다. 적절한 시간에 끝낼 줄 모르고 오래 지속하는 섹스는 너무 짧은 섹스보다 나쁘다.

(8) 섹스할 때 남성의 에너지 소모가 더 많다?

체위에 따라 다를 수도 있지만 대개 섹스를 할 때 남성 쪽의 운동량이 훨씬 많다. 그래서 누구나 당연히 남성의 체력소모가 높을 것이라고 생각하기 쉽다. 하지만 답은 '아니다' 이다. 섹스로 소비하는 칼로리를 조사해보면 남성보다 여성이 훨씬 많은 칼로리를 소비한다. 하지만 섹스 후의 커플을 보면 언제나 여성보다 남성이 더 지친 모습을 보인다. 왜일까? 섹스를 하는 동안 여성의 부교감신경은 남성보다 훨씬 원활하게 체내에 에너지를 공급한다. 즉 여성은 에너지를 소비하면서도 한편으로는 영양을 공급받고 있는 셈이다. 이런 이유로 섹스 후의 피로감을 남성이 여성보다 더 많이 느끼는 것이다.

(9) 섹스 횟수는 남성 정력을 재는 잣대다?

남성들이 섹스와 관련해 허풍을 떠는 말 중에 "하룻밤에 세 번 아니라 열 번도 가능하다"는 말이 있다. 섹스의 횟수가 남성의 정력을 재는 한 기준인 것처럼 여기고 횟수 많음을 자랑 삼아 떠벌리는 것인데, 횟수가 많다고 해서 무조건 좋은 것은 아니다. 질 좋은 섹스는 필수적으로 오르가즘을 동반한다. 오르가즘 없이 횟수만 많은 것은 건강을 해칠 뿐이다. 서로 원할 때 하는 것이 가장 바람직한 횟수이다.

(10) 콘돔을 겹쳐 끼우면 조루를 방지할 수 있다?

콘돔을 여러 개 겹쳐 착용하면 예민한 음경의 감각을 둔화시킬 수 있으리라는 발상에서 나온 속설인데, 한 마디로 처량한 방법이다. 조루를 고치기 위해 신경을 절단하는 치료법도 있지만 이것 역시 수술 방법이 공인되었거나 효과가 입증된 것은 아니다.

조루의 원인은 귀두 신경의 예민도와는 상관이 없다. 귀두에 국소 마취제를 뿌리는 방법도 마찬가지다. 조루는 환자의 성감 인식에 문제가 있어 오르가즘에 이르는 단계를 인식하지 못하는 데서 나타나는 현상으로, 국소 마취제나 연고제를 발랐다고 해서 치료가 되는 것은 아니라는 게 세계의학계의 정설이다.

[정확하게 알아보기 2] 믿어도 될까? 여자의 성에 대한 속설들

(1) 섹스를 경험한 여성은 목이 굵어진다?

일반적으로 나이를 먹어감에 남자나 여자나 몸에 지방이 축적되어 간다. 처녀시절에는 날씬하고 말랐던 여성도 결혼을 한 후에는 살이 올라 보통의 몸으로 될 확률이 높다. 특히 여성은 출산을 하게 되면 호르몬 등의 작용으로 인해 골격이 커지고 살이 찌는 일이 많다. 증가하는 나이와 체형의 변화 때문에 생겨난 그야말로 근거 없는 소리이다.

(2) 발목이 가는 여성이 성감이 좋다?

14~15세기 중국에서 여성의 발은 가장 중요한 성적 유희의 대상이었다. 발이 작으면 작을수록 좋다고 하여 여성의 발이 자라지 못하도록 꽉꽉 묶어두는 전족을 했다. 발에 대한 페티시즘이 기승을 부렸던 시대인 것이다. 여성의 발과 섹스를 연관지어 생각해 "발목이 가늘면 그곳의 조임도 좋을 것이다"라는 속설도 이때 생겨났다. 발목이 가늘면 섹시하게 보이는 면이 있기야 하지만 질의 신축성과는 아무런 관련이 없다. 질의 신축성은 발목의 굵기 여부와는 상관없이 케겔운동 등의 훈련으로 얼마든지 좋게 만들 수 있다.

(3) 가슴이 큰 여성이 잘 느낀다?

유방이 큰 여성일수록 여성호르몬의 분비가 활발해 섹스에 적극적이다, 작은 유방을 가진 여성은 불감증이기 쉽다, 유방을 계속 애무하면 커진다…… 이처럼 유방에 대한 속설은 난무하지만 어느 것 하나 사실에 부합하는 이야기는 없다. 유방의 크기와 형태는 유전과 체질에 의해서 결정된다. 사람의 얼굴이 천태만상이듯 유방의 형태도 다양하지만 유방의 기능은 크기나 형태에 관계없이 똑같다. 유방의 목적은 아기에게 젖을 먹이기 위함인 것이다. 유방 자체에는 감각수용기가 전혀 없기 때문에 유두를 제외하고는 아무리 애무를 받아봤자 별다른 느낌을 받지 못한다. 가슴의 크고 작음과 성감의 무디고 예민함과는 아무런 관계가 없다.

(4) 정액을 먹으면 피부가 좋아진다

건강식품에 대해 맹신적인 우리나라 사람들은 엑기스하면 고농축 영양분으로 생각하고 무조건 좋아한다. 이런 심리에서 생겨난 속설 같다. 정액은 남성의 엑기스라고 말할 수 있지만 여성의 피부미용에 효력을 발휘하는 물질은 아니다. 언뜻 보기에는 끈적끈적해 보이지만 정액의 성분은 90% 이상이 수분이다. 나머지 10%만이 정자, 단백질, 지방, 녹말 등이다. 이밖에도 나트륨, 칼륨, 아스코르브산 등이 함유되어 있는데 정액 알레르기가 있는 여성이 정액을 먹게 되면 오히려 알레르기 증상을 유발할 수 있다.

(5) 여성의 귀를 보면 명기인지 알 수 있다?

귀의 크기, 구멍의 모양, 두툼한 정도 등 귀의 복잡성이 여성기의 복잡성을 닮고 있어 생겨난 속설인 듯하다. 귀의 구멍이 좁게 되어 있는 여성은 질 입구도 비좁고 탄력이 있을 것이며 반대로 귓구멍이 넓은 여성은 질 역시 전반적으로 크다는 이론이지만 역시 과학적으로 전혀 근거가 없는 소리다.

(6) 입이 큰 여성은 그곳도 크다?
의학적으로 아무 근거가 없는 말이다. 그럼에도 불구하고 이런 속설이 끊이질 않는 것은 질 점막과 입안의 점막이 유사조직이라는 점에서 입이 제2의 성기로 간주되기 때문일 것이다. 성감대에 있어서도 성기 못지않게 주요한 부분이라는 점에서도 이런 속설이 정설처럼 퍼지게 하는 요인이 되고 있다.

(7) 여성은 복상사가 없다?
그렇지 않다. 남성에 비해 드물기는 하지만 여성도 복상사로 사망하는 경우가 있다. 더욱이 최근 들어 여성 복상사도 점차 늘어나는 추세이다. 재미있는 것은 같은 복상사이면서도 남성과 여성의 사인(死因)이 다르다는 점이다. 원래 복상사의 직접적인 원인은 급격한 흥분으로 인한 혈압상승이다. 그런데 남자의 경우 복상사의 주요 원인이 심장마비인데 반해 여성의 복상사 원인은 뇌출혈이 주인 것으로 나타났다. 남성은 심장으로, 여성은 뇌로 섹스를 한다는 것을 의미한다.

(8) 음모가 풍성한 여성이 성감도 좋다
사람에게 어째서 음모가 있는지는 알려져 있지 않으나, 음모에는 아포클린샘이라는 체취를 발산시키는 분비선이 있어서, 성취(性臭)를 품고 있다가 이성을 끌어당기는 역할을 한다. 시각적으로도 여성기가 클로즈업되어 있는 사진에 나타난 음모는 여러 가지 상상력을 불러일으킨다. 그런 면에서 털이 많으면 성욕도 많을 것이라는 상상을 발동시킨 듯하다. 음모, 가슴털, 다리털과 같은 머리털 이외의 체모는 남성호르몬의 작용에 의해 자라는 것이라 음모가 많은 여성은 남성적이라고 오해받을 소지가 있다. 섹스를 해도 수동적이지 않고 남자처럼 적극적이며 대담할 것이라고 남성들 스스로 멋대로 생각할 여지가 많다. 음모가 없는 무모증 여성에 관한 편견도 그렇다. 재수가 없다고 기피하는 남성이 있는가 하면 천하의 명기라고 좋아하는 남성도 있다. 결론적으로 이러한 속설은 모두 근거가 없다.

오랫동안 섹스를 한 사이더라도 서로 만족하지 못하게 되면 사랑도 식게 된다. 섹스는 단순히 쾌락을 나누는 것이 아니라 서로 감정적인 유대를 쌓는 것이기 때문이다.

3부
호기심으로 들여다보는 정력의 재발견

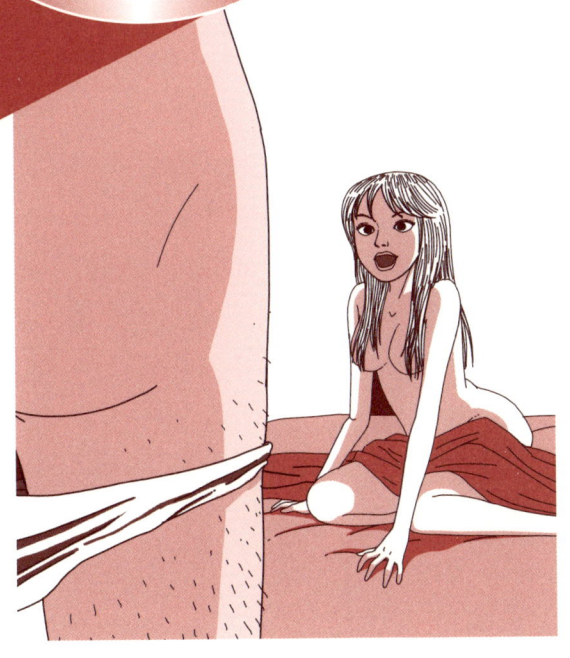

1. 최고의 섹스 비법은?

많은 남성들이 섹스를 사랑의 표현 방법이 아니라 성욕을 해결하기 위한 수단으로 생각한다. 반드시 고쳐야 할 생각이다. 성에 대한 인식이 이렇다면 강제적인 섹스나 성매매에 대해서도 관대해질 수밖에 없다. 여자가 너무 예뻐서, 혹은 옷차림이 야해서, 단둘이 한 공간에 있다 보니까, 술에 취했길래, 상대방의 의사에 상관없이 범하게 되었다는 것은 그럴 수도 있지 하고 이해해줄 일이 아니라 단호하게 처벌해야 할 일이다.

섹스의 목적은 쾌락이 아니다. 섹스는 몸을 통해 마음을 전하는 일이다. 사랑을 증명하는 가장 분명하고도 확실한 방법이자 몸의 결합을 통해 마음을 결합하는 일이다. 쾌락, 즉 오르가즘은 사랑이 주는 특별하고 진귀한 선물인 것이다.

사람들은 사랑과 섹스를 구별해서 말하지만 사실 사랑과 섹스는 따로 떨어질 수 있는 것이 아니다. 생물학적인 면에서 '인간의 사랑'은 허기나 갈증과 같은 '동물적 욕구'의 일종이다. 사랑도 욕구고 섹스도 욕구인 것이다. 결국 인간의 사랑은 그것이 낭만적이든 열정적이든 모두 성적인 사랑이라고 이해해야 옳다.

그런데도 사람들은 흔히 사랑과 섹스를 구분해서 말한다. 마치 사랑한다는 것과 섹스를 한다는 것이 서로 다른 것처럼 말이다. "사랑한다면 지켜달라"며 순결을 고집하는 여성들과 그것을 옹호하는 남성들이 아직도 많은 것이 대표적인 예이다. 사랑한다면 손을 잡고 싶고 키스하고 싶고 섹스하고 싶은 것이 당연한 일인데도, 사랑한다면 섹스가 없어도 마음이 변치 않아야 하는 거 아니냐며 욕정에 눈 먼 사람 취급을 한다.

하지만 섹스를 빼놓고 논하는 사랑은 거짓이다. 사랑을 성장시키는 역할을 하는 것이 섹스이기 때문이다. 따라서 섹스리스 부부가 서로 사랑하고 있다는 것은 거짓이다. 정 때문에 산다고 표현하지만 그것은 각자의 이득과 필요에 의해 동거하는 부부의 사정을 허울 좋게 덮어주는 좋은 변명일 뿐이다.

아무리 사랑 없이 섹스를 한다고 해도 관계를 지속하다 보면 자연스럽게 애정이 싹트기 마련이다. 사랑하지만 섹스 없이 지내는 사이라면 오랜 세월 속에 어느 순간 마음이 다른 사람에게 옮겨가게 된다. 설령 오랫동안 섹스를 한 사이더라도 서로 만족하지 못하게 되면 사랑도 식게 된다. 섹스는 단순히 쾌락을 나누는 것이 아니라 서로 감정적인 유대를 쌓는 것이기 때문이다.

즉 섹스는 사랑을 지속시키는 매개체이다. 따라서 숭고한 사랑을 오랫동안 지키기 위해서라도 우리는 섹스에 대해 올바른 생각과 열린 태도를 가져야 한다.

하지만 섹스에 대해 배우는 일이 아직까지는 만만치 않다. 학교에서는 섹스에 대해 가르쳐주지 않는다. 부모나 주위 어른들에게 물어볼 수도 없다. 결국 성에 대한 호기심을 해소해 줄 수단으로 섹스 동영상이나 성인 에로물을 선택하게 되기 쉽다. 첫 단추부터 잘못 꿰게 되는 것이다.

반복적이고 무의미한 피스톤 운동과 여성의 과장된 괴성과 몸짓으로 이루어진 포르노 영화는 살과 살이 만나는 사랑의 미묘하고 심오한 감각은 전혀 전달하지 못한다. 포르노 영화로 성 지식을 쌓은 남자들 대부분이 침대 위에서는 형편없는 것도 무리가 아니다. 거칠고 급박하게 이루어지는 섹스에서는 접촉과 성적 흥분 과정에서 생기는 천연 화학물질이 혈류에 충분히 녹아들어가지 못한다. 급한 섹스는 남성과 여성 모두 서로의 에너지를 고갈시킬 뿐이다.

나와 파트너가 모두 만족하는 섹스, 고차원의 황홀경을 선사하는 섹스를 하려면 먼저 성적인 과시욕을 버려야 한다. 가장 훌륭한 연인은 긴장을 완전히 푼 채 그 자신과 파트너의 몸에서 진행되는 일을 관찰할 수 있는 사람이다. 만족스러운 성생활을 누리는 남자들을 인터뷰하면 하나같이 섹스의 목적은 오르가즘이 아닌 즐겁고 만족스러운 사랑을 얻는 것이라고 답한다. 섹스의 쾌감은 단지 친밀하고 황홀한 사랑으로 가는 도중에 발견하는 수많은 보물들 중 하나에 불과한 것이다.

성욕이 왕성하고 발기력이 좋으며 하루에 세 번씩 섹스를 치러도 피로를 느끼지 않는 청년기는 자연의 사계절에 비교했을 때 봄과 같다. 제법 기교를 부릴 줄 알게 되고 여유롭게 즐길 줄 알게 되는 장년기는 여름과 같다. 스스로 몸 상태가 나날이 내리막길로 내려가고 있음을 느끼면서 섹스를 비교적 절제하게 되는 중년기는 가을이다. 나이가 비교적 많아져서 정신적인 사랑을 중요시하는 섹스는 겨울과 같다.

각 단계마다 모두 나름대로의 특징이 있지만 사계절 모두가 자연의 이치이고 조화로우며 무엇이 낫다 말하기 힘들다. 섹스를 횟수로 판단할 수 없는 것도 마찬가지이다. 무엇보다 중요한 것은 건강을 지키면서 솔직한 태도로 섹스를 즐기는 것이다.

섹스의 목표는 성취감, 의무감, 정복감이 아니다. 섹스의 목표는 쾌감, 친밀감, 자신과 파트너 사이의 유대감 강화이다. 단지 쾌락을 얻기 위해 치르는 섹스와 상대에 대한 애정을 기반으로 나누는 섹스의 차이는 어마어마하다. 좋은 섹스는 보다 자유로우며, 깊은 충족감을 주고, 자존감의 상승에도 긍정적인 영향을 끼쳐 전반적인 삶에 대한 만족도를 상승시킨다.

정말 좋은 섹스는 어떤 특수한 부위를 사용하는 것이 아니고, 어떤 각본을 따르는 것도 아니며, 어떤 특이한 행동을 하는 것도 아니다. 좋은 섹스는 자신과 파트너가 충분히 즐기고 만족하는 것이다.

다만 어떤 종류건 강제성은 좋은 섹스의 범주에서 배제된다.

육체적 심리적 강압에 의한 섹스는 결과적으로 오르가즘을 느꼈다 하더라도 결코 좋은 섹스라고 할 수 없다. 속임수도 마찬가지다. 하는 순간에는 강렬한 쾌감을 선사했을지도 찝찝하고 꺼림칙한 여운을 남긴다면 그 또한 나쁜 섹스다.

섹스는 성숙한 사람들이 나눌 수 있는 최고의 교감이다. 섹스는 최고치의 쾌감과 성적 흥분, 정서적 친교, 영적인 결합 모두를 통합한 궁극의 행위이다. 진실된 인간관계를 바탕으로 한 섹스는 자신의 육체를 사용하며 친밀감, 애정, 진정감, 위안감, 즐거움, 놀이, 흥분을 포함한 많은 방법으로 확대 발전시킨다.

최근 한 연구에서 독신과 동거 커플, 결혼한 부부의 섹스를 비교한 결과 최고의 섹스는 바로 결혼한 부부 사이에서 이루어지는 것으로 나타났다. 일반적으로 결혼한 부부의 섹스는 일상적이고 지루하며 권태롭고 기계적인 것으로 간주된다. 하지만 깊은 애정과 상호 신뢰로 결합한 부부는 편안함 속에서 안정된 섹스를 즐기며 친교의 증대를 느낀다. 건강한 섹스는 정직하고 현실적인 것이다.

여기서 잠깐. 많은 사람들이 "섹스=성교"로 생각하고 있지만, 사실 성교는 섹스의 일부일 뿐이지 전부가 아니다. 물론 성교는 종족 번식을 위해 꼭 필요한 일로, 인간은 남녀 불문하고 모두 성교를 원하도록 생물학적으로 설계되어 있다.

하지만 성교를 사랑의 최고행위로 볼 때 야기되는 문제점은 한두 가지가 아니다.

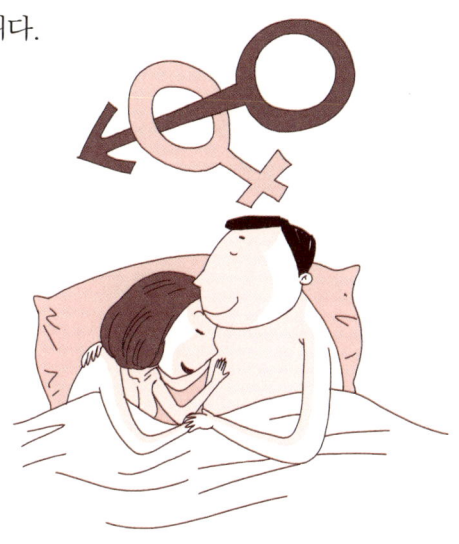

첫째, 성교는 남성에게 충분히 단단한 발기를 요구한다. 만약 발기가 잘되지 않는다면 남자로서의 자격이 충분하지 못하다고 느껴져 심한 부담감을 느끼게 된다. 여성은 남성의 발기부전이 자신의 성적 매력이 떨어지기 때문이라고 생각하기 일쑤다. 스스로 불행을 자초하는 것이다.

둘째, 여성은 성교만으로는 오르가즘에 도달하기가 힘들다. 많은 여성들이 직접적인 클리토리스의 자극을 필요로 한다. 또 상당수의 여성들이 의지와 상관없이 질 건조증을 겪고 있다. 성교 자체가 고통인 여자들이 많은 것이다. '사랑하는 사람 사이라면 성교 시 절정을 느끼게 된다'는 속설은 이들을 우울하게 만들 뿐이다.

셋째, 성교는 다른 성 행위보다 시간과 노력이 더 많이 든다. 사적인 공간이 필요하고, 위생적인 준비가 필요하며, 결과에 대한 책임도 뒤따른다. 만약 다른 성적인 행위가 동일한 만족감을 준다면 우리는 성교를 훨씬 덜하게 될 것이다.

넷째, 빈번하게 일어나는 섹스의 문제점은 성교 시에만 야기된다. 성교 시 아주 빨리 사정하는 많은 남성들을 예로 들자면, 손과 입으로 자극을 줄 경우 훨씬 더 오랫동안 즐거움을 느낄 수 있다.

다섯째, 성교는 성행동 중 가장 위험한 것이다. 원하지 않는 임신과 질병이 가장 큰 문제점이다.

우리가 섹스를 통해 원하는 것은 생식보다는 쾌감과 유대감의 강화에 있다. 우리는 성기 이외에도 손과 입, 혀를 가지고 있으며 자극에 민감한 피부를 또한 지니고 있다. 성기가 얼마나 크든 인체의 한 부분에 지나지 않는다는 사실을 잠깐 생각해보자. 우리는 성교에서 최고의 오르가즘을 느낄 수 있지만, 자위와 오럴섹스 및 수많은 다른 자극을 통해서도 만만치 않은 쾌감을 느낄 수 있는 것이다. 그렇다면 굳이 섹스를 우리 몸의 극히 일부분, 성기라는 작은 부분에만 한정시킬 필요가 있을까?

흥미롭게도 여성은 생식과 아무런 상관없는, 오로지 쾌감만이 유일한 기능인 클리토리스를 가지고 있다. 클리토리스는 음경의 삽입 여부와 상관없이 손이나 기타 도구만으로도 얼마든지 자극이 가능하며 오르가즘을 선사해줄 수 있다. 즉 여성은 임신이나 기타 성적인 질병에서 완벽하게 자유로운 조건으로도 섹스를 즐길 수 있는 몸을 가지고 있는 것이다.

따라서 우리는 홀로, 또는 파트너와 섹스를 즐기는 방법을 끊임없이 연구해야 한다. 성적 쾌감을 주고받는 방법이 다양하고 무궁무진하다는 생각을 하면 할수록 발기력은 물론 오르가즘의 감도도 더 좋아지며, 더 좋은 섹스를 더 많이 즐길 수 있다.

어떤 사람들은 "오럴섹스도 좋지만 삽입섹스를 하지 않으면 제대로 사랑한 것 같지가 않다"고 말한다. 하지만 기억하자. 섹스의 만족도를 결정짓는 것은 삽입 그 자체보다 전체적인 과정과 느낌이다. 파트너를 만족시키고 싶다면 먼저 온 마음을 다해 그녀를 사랑하자.(적어도 침대 위에서만이라도 말이다!) 성기에만 집중하지 말고 전신을 어루만지고 쓰다듬어라. 부드럽게 안아주고 따뜻하게 속삭여라.

여자는 사랑받고 있다고 느낄 때 가장 뜨겁게 열린다. 사랑에 빠진 여자야말로 최고의 섹스 파트너이며, 당신을 최상의 쾌락으로 안내할 것이다.

2. 관 속에 들어가기 전까지 섹스를 즐겨야 한다

얼마 전부터 우리 사회에서 환갑잔치가 사라졌다. 이제 60세를 넘기는 것은 별다를 게 없는 일이 되어버렸기 때문이다. 평균 수명은 80세 가까이 늘어났고 젊은 세대의 평균 수명은 100세를 내다보고 있다. 옛날 당나라 시인 두보가 '인생칠십고래희(人生七十古來稀)'라고 읊으며 사람이 70세 이상 살기 어려운 것을 노래한 것이나, 100세까지 살면 하늘이 내려준 축복이라 여겨 '천수(天壽)'라 했던 것이 무색해진 시대인 것이다.

과거에는 기대하기 힘들었던 장수를 예사로 누리게 되면서 새로운 노인문화가 등장하고 있다. 느리고 불편한 걸음, 사회적 은퇴, 병약함, 의존적이고 수동적인 태도 등의 부정적인 이미지에서 벗어나 스스로 적극적이고 능동적인 문화를 만들며 살아가려는 노인들이 늘고 있는 것이다. '나이는 숫자에 불과하다'를 온몸으로 실천하며, 노인이기를 거부하고 새로운 문화를 흡수하고 새안하는 능력을 통해 새로운 '그레이 파워(Grey Power)'로 살아가는 신세대 노인들이 등장하고 있다.

이런저런 의료기술에 의지해 젊은 외모를 유지하는 노인도 많아졌다. 외모만 젊어진 것이 아니다. 체력이나 지적인 능력도 젊은이 못지않은 노인들이 점점 늘어나고 있다. 광고에 등장하는 노인들의 모습도 과거와는 사뭇 달라졌다. '일선에서 은퇴한 후 여생을 보내는 사람'에서 '새롭게 삶을 시작하는 사람'으로 인식이 변모하고 있는 것이다.

  노후는 그저 주어지는 여분의 삶이 아니라 '제2의 인생'이어야 한다. 노후는 취직하고 결혼해 주택을 마련하고, 자녀를 낳아 길러서 독립시킨 뒤에 사회와 가정에 대한 책임과 의무에서 벗어나는 시기다. 즉 '오직 나만을 위한 시간'을 누릴 수 있는 시기인 것이다.

  문화를 주도하는 그레이 파워 세대가 등장하면서 새삼 노인의 성과 사랑도 화제가 되기 시작했다. 적극적으로 황혼의 사랑을 찾으려는 노인들이 늘어나고 있는 것이다. 아직까지는 노년의 사랑을 주책이니 노망이니 하는 편견이 있지만 기실 노인들의 사랑에 대한 갈망은 사실 어제오늘의 일이 아니다.

  홀로 된 노인들의 고독과 소외감은 노인들이 공통적으로 느끼는 가장 큰 아픔이다. 이러한 쓸쓸한 마음을 달래는 데는 이성과의 교제가 무엇보다 효과적인 위로가 된다.

  노인도 젊은이와 다를 바 없이 인간의 기본 욕구인 성욕을 가지고 있다. 불행히도 우리 사회에서 노인의 성은 아직도 보수적인 관념에 둘러싸여 있다. 하지만 조금씩 긍정적인 변화가 보이니 반가운 일이다.

국내 굴지의 결혼정보회사에서 몇 년 전부터 매년 어버이날마다 60세 이상 노인들을 대상으로 무료 '효도 미팅' 행사를 개최해오다 문의와 참가 신청이 폭발적으로 늘어나자 아예 노인들이 연중 동반자를 찾을 수 있는 프로그램을 개발한 것이 한 예다.

칠순의 할아버지 박치규 씨는 비슷한 나이의 할머니 이순예 씨를 우연히 공원에서 만나 첫눈에 반한다. 순예 씨는 보따리를 싸들고 치규 씨 집으로 들어오고 두 사람은 정화수 한 그릇을 소반 위에 올려두고 결혼식을 올린다. 그리고 뜨거운 섹스를 나눈다.

화제와 논란의 중심에 섰던 영화 〈죽어도 좋아〉의 내용이다. 이 영화는 노인을 성적 욕구와 무관한 계층으로 인식해 왔던 우리 사회에서 큰 반향을 일으켰다. 사랑하는 이와 성의 기쁨과 쾌락을 맛보다가 죽겠다는 의미가 영화 제목 속에 고스란히 담겨 있다.

할머니가 집에 늦게 들어왔다고 투정 부리는 할아버지와 그게 슬퍼서 우는 할머니. 할머니가 아프다니까 토종닭을 잡아서 상에 받쳐 가지고 와선 "아플 때 챙겨주는 사람은 남편밖에 없지?" 하며 칭찬받고 싶어 하는 할아버지. 이에 장단을 맞춰 "맞아, 남편이 최고여" 하는 할머니의 모습을 보면 노인의 사랑도 젊은이들의 연애와 다를 게 없다는 생각이 절로 드는 것이다.

성은 젊은이들만의 전유물이 아니다. 젊은 남녀가 공공장소에서 손을 잡거나 가벼운 스킨십을 하면 아무렇지 않은데 노인이 비슷한 모습을 연출하면 "늙어서 주책"이라며 수군거린다. 서글프고 안타까운 일이다. 40대가 되고, 50대가 되어도 우리네 마음은 아직 스무 살 언저리에 머물러 있지 않은가. 나이를 아무리 먹어도, 얼굴에 주름이 깊어지고 거동이 불편해진다고 해서 마음까지 시들어버리는 것은 아닌 것이다.

하지만 우리가 흔히 생각하는 '노인의 성'은 현실과는 그 거리가 매우 멀다. 노인들은 성적인 관심이나 능력이 없는 존재, 그리고 그들의 삶에서는 성이 별로 중요하지 않다고 생각하고, 그렇게 믿고 싶어 하며, 그래야 한다고 생각하는 것이다. 실로 위험하고 무시무시한 편견이 아닐 수 없다.

누구나 늙으면 노인이 된다. 그리고 욕망과 쾌락은 나이를 먹지 않는다.

앞에서 언급했다시피 여성은 폐경이 오면 성욕이 떨어진다는 것도 선입견에 불과하다. 여성 노인이 오르가즘을 느끼지 못할 것이라는 생각도 억측에 불과하다. 남성 노인에 대한, 나이 들면 정력이 사라지고 성욕도 사라진다고 생각하는 것도 편견이다. 조금 줄어들 뿐 성에 대한 관심과 욕망이 완전히 사라지는 것은 아니다. 사회생활에는 은퇴가 있을지 몰라도 성생활에는 은퇴가 없다.

나이를 먹는다는 것은 마음의 문제다. 마음만 젊으면 그만이지, 굳이 나이를 의식하고 거기에 구해될 필요가 없다. 행복하고 희망찬 마음으로 살아가기를 애쓰면 젊어진다. 정신적으로 정체되고 위축된, 융통성을 잃고 꼬장꼬장하게 구는 태도가 진짜 불행이요, 비극이다.

3. 여자의 몸 제대로 이해하기

여성의 성은 동서고금을 막론하고 영원한 신비의 대상으로 여겨져 왔다. 외향적인 남성의 성기와는 대조적으로 내향적이고 은밀한 여성의 성기관은 훨씬 더 복잡하고 그만큼 더 많은 연구의 대상이 되고 있다. 성에 대한 유명한 고전 『소녀경』에서도 "남성이라면 필히 여성에 대한 지식을 갖춰야 한다. 여자의 몸을 잘 알아야만 완전한 사랑이 가능하다"고 했다.

제대로 된 요리를 하려면 요리책을 봐야 하고, 새로 산 기계를 사용하기 전에도 우리는 반드시 설명서를 읽는다. 당연히 파트너에게 지극한 황홀경을 선사해주고 싶다면 먼저 여성의 몸에 대해 제대로 공부해야 할 것이다.

지금부터 여성의 몸에 대한 기본적인 사실들을 설명하고자 한다. 물론 여기에서 다루는 내용은 일반적인 사항들일 뿐 남성과 마찬가지로 여성의 성 기관 역시 사람마다 천차만별이라는 사실을 염두에 두어야 할 것이다.

(1) 치구

여성의 배 위에서 아래를 내려다보면 당신은 먼저 라틴어로 '비너스의 언덕' 이라 불리는 치구를 만나게 될 것이다. 치구는 보통 음모로 뒤덮여 있으며 클리토리스 바로 위에 위치해 있다. 어떤 여성은 이 부위를 만져주거나 눌러주면 쉽게 흥분한다.

(2) 대음순

치구가 아래쪽으로 내려가면서 두 갈래로 갈라진 부위이다. 치구와 마찬가지로 음모로 뒤덮여 있다. 여성이 흥분하면 도톰한 입술처럼 부풀어 오르는 것이 특징이다.

(3) 소음순

대음과 달리 소음순은 털이 없이 매끈하며 입술과 마찬가지로 점막질의 표면을 가지고 있다. 흥분하지 않은 상태에서는

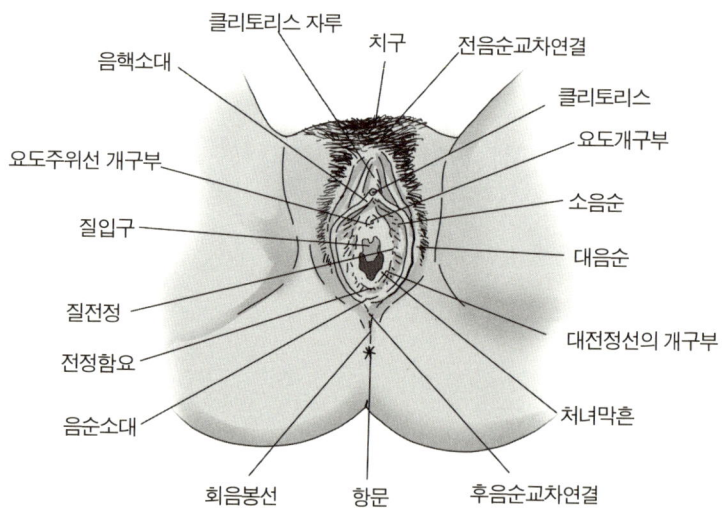

사람에 따라 분홍빛에서 갈색, 보라색까지 다양한 빛깔을 띠며 흥분 상태에서는 더욱 진한 색깔이 된다. 극도의 오르가즘에 오를 경우 평소 크기의 2~3배까지 부풀어 오르거나 밝은 적색으로 변할 수도 있다.

(4) 클리토리스

치구의 아래 소음순이 시작되는 지점에 클리토리스가 있다. 클리토리스는 페니스의 귀두와 마찬가지로 민감한 신경들이 무수히 몰려 있는 신경다발이다. 흥분 시 피가 몰려 부풀어 오르는 것도, 오르가즘을 느끼고 난 후에는 몰려들었던 혈액이 일시에 빠져나가는 것도 페니스와 똑같다.

클리토리스에는 손가락 끝이나 입술, 혀를 비롯한 신체의 그 어느 부위보다 많은, 무려 8,000개의 신경섬유가 집중되어 있다. 이는 남자의 페니스보다도 두 배나 많은 숫자다. 그렇기 때문에 클리토리스만 효과적으로 자극해도 남자보다 더 쉽게 오르가즘을 느낄 수가 있다. 클리토리스는 너무나 민감한 부위이므로 초반부터 강하게 자극하면 오히려 불쾌해하거나 고통을 느낄 수 있다. 파트너에게 황홀경을 안겨 주고 싶다면 섬세하고 부드러운 터치가 필요하다.

(5) 요도

클리토리스 아래에 방광과 연결된 요도구(尿道口)가 있다.

페니스의 끝까지 뻗어 있어 비교적 긴 남성의 요도와 달리 여성의 요도는 방광까지의 거리가 짧다. 이 때문에 여성은 남성보다 요도나 방광에 염증이 생기기 쉽다. 섹스 중의 피스톤 운동이 세균이나 박테리아를 여성의 요도로 밀어 넣을 수 있다는 것을 명심하자. 섹스 후 여성에게 소변을 보도록 권유하면 박테리아를 어느 정도 씻어낼 수 있어 방광염을 예방하는 데 효과적이다.

(6) 질

클리토리스와 요도 밑에 질구(膣口)가 있다. 질벽은 하나로 붙어 있는 것이 아니라 약간의 공간을 두고 서로 기대어 있는 형태다. 질 벽에는 주름이 많이 잡혀 있어서 수축과 확장에 뛰어나다. 평소 질의 뒷벽은 길이가 7.5cm, 앞벽은 6cm가량이지만, 성적으로 흥분하면 페니스와 마찬가지로 더 넓어지고 길어진다. 특히 질 입구부터 1/3가량은 충혈됨에 따라 수축성이 크게 올라가서 평균보다 작은 페니스라도 꽉 조일 수 있게 된다. 때문에 많은 여성들이 질구 부위가 가장 민감하다고 말한다. 반면 질의 뒷벽, 심지어 자궁경부를 포함한 질의 다른 부위가 더 민감하다고 말하는 여성들도 일부 있다. 이런 여성은 깊은 삽입을 즐기며 크고 긴 성기를 선호한다.

사실 여성의 성감에 대해서만큼은 정설이 따로 없다. 따라서 당신은 당신의 파트너와 함께 탐구하고 대화하며 그녀의 가장 민감한 부위를 파악해야 한다.

(7) G-스팟

여성의 질벽 내부에 있는 포인트는 그곳을 자극했을 때 곧장 흥분의 도가니에 빠지게 만든다. 이 부위는 1950년에 처음 이곳에 대해 처음 기술한 연구자의 이름을 따서 G-스팟이라 불리고 있지만, 사실 아직까지도 G-스팟에 대한 개념은 논쟁의 대상이다.

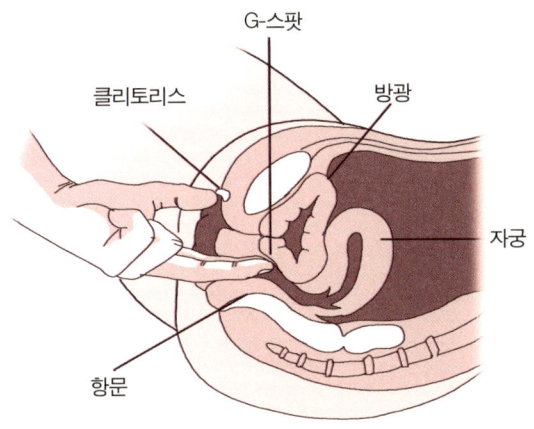

G-스팟은 정확히 어디에 위치하고 있을까? G-스팟을 발견한 여성들에 따르면 그것은 질구에서 4~5cm 위쪽 벽, 치골 바로 밑에 위치한다고 한다. 클리토리스가 12시 방향을 가리키고 있다고 친다면 G-스팟은 대개 11시와 1시 사이에 자리 잡고 있

다고 할 수 있다. 하지만 어떤 여성은 질 내벽 뒤쪽 중간쯤 4시와 8시 방향에 존재한다고 말하기도 한다. 그러니 다각도로 자극을 시도해봄으로써 파트너의 예민한 부위가 어디인지 탐구해야 할 필요가 있다.

G-스팟을 쉽게 찾아내려면 평상시보다는 오르가즘 직전이나 직후를 노려야 한다. 질 내벽을 세심하게 매만져 보면 오돌토돌 융기된 부분을 찾을 수 있다. 경우에 따라 동전 크기만큼 부풀어 올라 질 안쪽에 우뚝 솟아나기도 한다.

G-스팟을 발견했다면 1초에 한 번 꼴로 한 번은 가볍게, 또 한 번은 약간 세게 자극하는 등의 다양한 시도를 해보기 바란다. 손가락으로 G-스팟을 자극하고 혀로는 클리토리스를 자극하는 등의 공략도 좋다.

G-스팟을 자극하면 어떤 여성은 불쾌감을 느끼거나 소변이 마려운 듯한 기분을 느낄 수도 있다. 자극이 너무 세 당신의 터치를 거부할 수도 있다. 그러니 처음부터 강한 자극은 금물이다. 불쾌감이나 소변이 마려운 듯한 느낌이 기분 좋은 쾌감으로 변하려면 최소한 1분 이상은 걸린다.

만약 상대방이 계속 불편해하거나 요의에 너무 신경이 쓰여 당신의 자극을 즐길 수 없다면 그녀 스스로 G-스팟을 찾아보도록 제안하자. 앉은 자세나 쪼그려 앉은 자세가 G-스팟을 찾기에 가장 편한 자세다. (만약 파트너가 자꾸 요의에 신경을 쓴다면 사랑을 나누기 전에 편안하게 화장실에 다녀올 수 있도록 한다. 실수할 염려를

덜게 된 파트너는 좀 더 편안하게 느낌에 집중할 수 있을 것이다)

단, 모든 사람이 G-스팟을 가지고 있는 것은 아니다. 만약 당신의 파트너가 그런 특별한 성감대를 가지고 있지 않다고 하더라도 당신은 절대로 그녀에게 불만을 표시하거나 그녀가 열등감을 가지게 만들어서는 안 된다. 이 모든 탐구는 파트너의 즐거움을 위한 것인지 그녀를 손쉽게 달구는 스위치를 찾으려는 것이 아님을 명심하자.

G-스팟은 어디까지 당신이 그녀에게 제공하는 황홀경 중의 일부분으로만 생각해야 한다.

(8) 항문

어떤 여성들에게 항문은 민감한 성감대이지만, 또 어떤 여성들에게 그곳은 접근 금지구역이기도 하다. 항문 역시 훌륭한 성감대이기는 하지만 여성이 거부감을 느낄 경우 억지로 시도할 필요는 없다. 여성의 몸에는 항문 말고도 무수한 성감대가 존재하고 있기 때문이다. 만약 당신과 당신 파트너 모두가 항문 성행위(항문에 손가락을 넣어 마사지하거나 항문을 혀로 자극하는 행위)에 흥미를 느끼고 있다면 항문을 청결히 닦은 후 윤활액을 이용해 천천히 부드럽게 시도하는 것이 좋다. 다만 항문에 페니스를 직접 삽입하는 행위는 여성의 신체를 거의 영구적으로 훼손할 수 있는 데다 페니스의 민감한 신경을 손상시킬 우려가 있으므로 매우 신중하게 시도해야 한다.

(9) 유방

여성의 음부에 비하면 비교적 단순한 성적 기관이다. 유방은 그 자체가 성적 상징임에도 불구하고 유방의 크기는 사실 성감과 아무런 관련이 없다. 유방이 아무리 크건 주로 공략해야 할 성감대는 유두뿐이다.

많은 여성들이 유두를 자극할 때 성적으로 흥분한다. 간혹 소수의 여성은 유두를 자극해도 별 감각을 느끼지 못하기도 한다. 그럴 경우에도 결코 실망하지 말기 바란다.

손바닥을 비벼서 따뜻하게 한 후 유두를 마사지하면 파트너의 감각이 깨어날 수도 있으니 시도해보자. 성감은 후천적으로도 계발된다.

4. 세상의 모든 여자들이 원하는 것은 무엇인가?

"남자는 섹스를 원하고 여자는 사랑을 원한다"는 말이 있다. 마치 여자는 사랑만 원하지 섹스는 원하지 않는 것처럼 들린다. 여자들도 스스로 음탕하게 보이는 것을 두려워하며 나는 섹스를 좋아하지 않는다고 강조한다.

여기서 포인트. 여자들은 음탕하게 보이는 것을 두려워한다. 부정적인 이미지로 상대방이 오해할까 봐 두려워하는 것이다. 즉 여성의 성욕이 건강하고 당연한 것임을 이해하는 상대 앞에서는 여성도 자신의 욕망을 자연스럽게 드러내게 된다.

일례로 많은 한국 남성들이 외국의 남성들, 특히 서구권에서 온 백인 남성 앞에서 쉽게 분방해지는 한국 여성에 대해 분개하며 적개심을 표출한다. 하지만 단순히 잘생긴 백인 남성들에게 잘 보이고 싶어서 여성들이 '쉬워지는' 것이라고 생각한다면 완전히 잘못 짚은 것이다.

일부 한국 여성들이 벽안의 외국인들 앞에서 사뭇 달라지는 것은 그들이 성적으로 오픈된 마인드를 가지고 있다는 통념을 갖고 있기 때문이다. 자신이 성적 욕망을 드러내도 그것을 음탕하다거나 부자연스러운 것으로 보지 않으리라는 무의식이 그동안 꽁꽁 옭아 맸던 규범들을 풀어 헤치게 만드는 것이다.

그러니 만약 파트너가 성에 대한 잘못된 터부에 사로잡혀 있다면 애정 어린 조언으로 섹스에 대한 두려움을 먼저 내려놓게 하자. 물론 그전에 당신이 먼저 진심으로 성인 여성이 성에 대해 무지한 것은 결코 건강한 것이 아님을 확실하게 이해하고 있어야 한다. 사랑하는 사이에 섹스를 하는 것은 당연하고, 섹스를 통해서 사랑이 더욱 견고해진다는 가치관이 올바르게 자리 잡혀 있다면 그녀도 당신의 진심을 느끼고 불필요한 무장을 해제할 것이다.

한편 여자가 섹스라는 단어보다 사랑이라는 단어를 더 선호하는 데는 다른 의미가 있다. 여성은 사실 섹스 자체보다는 '만족스러운 섹스'를 원한다. 만족스러운 섹스는 여성에게 사랑받는 느낌을 주며 그로 인해 여성은 진심으로 행복해한다. 남자가 자신의 욕구만 채우고 끝내버리는 섹스는 결코 여성을 만족시키지 못한다. 여성은 남성의 일방통행 섹스에 실망하고, 자신이 사랑받고 있지 못하다고 느끼며, 종내는 그에 대한 애정을 거두어들인다. 여자에게 섹스는 사랑하는 사람에게 하는 최고의 사랑 표현인 동시에 남자의 사랑을 확인받는 순간이기 때문이다.

여자에게 섹스의 또 다른 의미는 친밀감의 나눔이다. 부부가 거리감을 느끼면서 평생을 함께 살아야 한다는 것은 비극이다. 이 거리감을 좁혀주는 것이 터치와 섹스다. 섹스는 온몸의 터치와 애무가 기본이다. 사랑이 담긴 터치는 옥시토신을 분비시켜 오르가즘 다음으로 깊은 만족감을 느끼게 해준다.

즉 여자에게 섹스는 상대와 깊은 친밀감과 유대감을 느끼게 해주는 행위다. 그래서 남편이 섹스를 거절하면 단순히 섹스라는 행위에 대한 거절이 아니라 자신의 존재에 대한 거절이라고 생각하는 것이다.

다시 말해, 여성에게 섹스는 여자로서의 정체성을 느끼게 해주는 매우 강력한 수단이다.

일부 남성은 에로영화를 너무 많이 본 나머지 여성이 섹스를 할 때면 반드시 소리를 크게 질러대야만 쾌감을 느끼는 것인 줄 알고 있다. 하지만 많은 여성들이 상대방을 배려해 '일부러' 소리를 질러 오르가즘을 흉내 낸다는 사실을 알아두자. 반대로 음탕하다는 평가가 두려워 쾌감을 느끼는 것을 숨기고 억지로 소리를 눌러 참는 사람도 있다. 두 가지 다 잘못된 것이고 코미디이다. 이러한 여성의 섹스에 대한 터부를 없애기 위해서는 무엇보다 남자들의 역할이 중요하다.

한편 통념과 달리 많은 여성들이 섹스 시 꼭 오르가즘을 느껴야만 만족하는 것은 아니다. 통계에 따르면 여성이 오르가즘을 느끼기 위해서는 박력 있는 삽입과 피스톤보다는 부드럽고 편안한 분위기, 사랑받고 있다는 느낌이 더 중요한 것으로 나타났다. 그러니 섹스를 하기 전 달콤한 속삭임과 부드러운 애무로 파트너의 마음과 몸을 한껏 달아오르게 하자.

사정 후도 마무리도 중요하다. 사정을 하자마자 몸을 빼내 샤워실로 직행하거나 등을 돌려 돌아눕는 행위는 파트너를 완전히 무시하는 행위이다. 관계를 지속시킬 의지가 없다는 신호나 다름없다.

많은 여성들이 사정 후 남성의 행위에 상처를 받고 애정이 식는다고 증언하고 있다. 섹스 전후의 이 같은 배려와 정성이 있으면 실제 섹스 자체에서는 절정을 느끼지 못한다 하더라도 여성은 만족감을 느끼게 된다.

5. 아무도 가르쳐주지 않은 사랑의 기술들

여성의 몸은 사랑을 나누기 전 필히 '예열'이 필요하다. 하지만 애무에 열을 올리던 커플들의 상당수가 연애 초창기가 지나면 전희를 거의 하지 않게 된다. 특히 일부 남자들은 전희가 시간과 노력의 낭비이며, 불필요하게 섹스를 지연시키는 것으로 생각한다. 일단 삽입해서 열심히 움직이다 보면 언젠가 오르가즘을 느낄 거라고 믿는 것이다. 두 사람의 섹스가 지루하고 재미없어진다면 결과적으로 애정이 식는 것은 시간문제인 셈이다.

페니스만으로는 여성을 만족시키기 어렵다는 사실은 이미 증명된 지 오래다. 그러나 아직도 많은 남자들이 페니스가 아닌 다른 방법으로 여자를 만족시키는 것은 발기력이 약한 남자들이나 하는 것으로 생각한다. 게다가 전희를 하는 동안 기껏 부풀어 오른 자신의 페니스가 도로 작아질지 모른다는 두려움도 있다.

평소 발기가 잘되던 남자도 전희를 하다가 중간에 수그러들면 다시 일으키는 일이 생각보다 쉽지 않다. 페니스가 중간에 작아졌다는 사실에 자존심이 상하고 긴장하기 때문이다. 게다가 발기가 다시 안 될지도 모른다는 불안감이 발기를 더 힘들게 만드는 요인이 된다.

한번 이런 경험을 하게 되면 남성은 더 이상 전희를 하지 않게 된다. 하더라도 짧고 무성의한 애무를 할 뿐 허겁지겁 넣는 데 급급하게 된다. 여성도 마찬가지. 전희를 요구하기가 어쩐지 미안해진다. 한편으로는 늘 똑같은 패턴의 전희가 지겹기도 하다.

문제는 전희를 열심히 하는 남자들조차도 사실 전희의 목적을 잘 모른다는 사실이다. 그저 여자의 음부가 충분히 젖어들었는지에만 신경을 쓴다. 어떤 남성은 섹스 전 애무를 삽입을 하기 위한 형식적인 절차처럼 생각하기도 한다.

파트너를 애무할 때는 그녀의 느낌이 어떨지 상상하면서 해보자. 상대방과의 깊은 교류 안에서 일체감을 느끼면 애무의 행위 자체가 더 즐거워지고 짜릿해진다. 잘 상상이 가지 않는다면 파트너에게 자신과 똑같은 방법으로 애무를 하게 해서 상대방이 느끼는 성적 자극이 어떤 것인지 느껴볼 필요가 있다. 이렇게 하면 나중에 파트너의 신음소리나 몸의 움직임만으로도 어떤 쾌감을 느끼는지 알 수 있게 된다. 파트너가 쾌감에 몸을 떨면 자신도 모르게 함께 몸을 떨게 되는 것이다. 교감을 나누며 애무를 한다면 함께 성적 자극을 느끼게 되고, 흥분감도 지속되기 때문에 중간에 페니스가 수그러들 염려가 사라진다.

무엇보다 전희를 제대로 해서 여성의 몸을 충분히 예열한 상태에서 삽입을 하면 확연하게 달라진 여자의 내부를 경험할 수 있다. 강한 성적 흥분과 오르가즘에 빠져 있는 여성의 질은 남성에게 상상 이상의 쾌감을 선사한다. 즉 전희는 여성의 즐거움을 위한 것이기도 하지만 남성의 더 질 높은 쾌락을 위해서도 중요한 과정이다.

여성의 몸을 달구기 위한 전희의 핵심 포인트는 자극의 강도를 서서히 높여가는 것이다. 사랑을 나누기 전 시작은 열정적인 키스가 가장 좋다. 애무는 손이나 발부터 시작하라. 손과 손목, 혹은 발과 발목부터 키스를 하며 팔과 다리, 복부로 이동해 간다. 심장에서 먼 곳부터 시작하는 애무는 파트너의 성적 흥분을 고조시키는 데 매우 효과적이다.

등과 목, 귀는 특히 민감한 부위이다. 등은 척추를 따라 올라

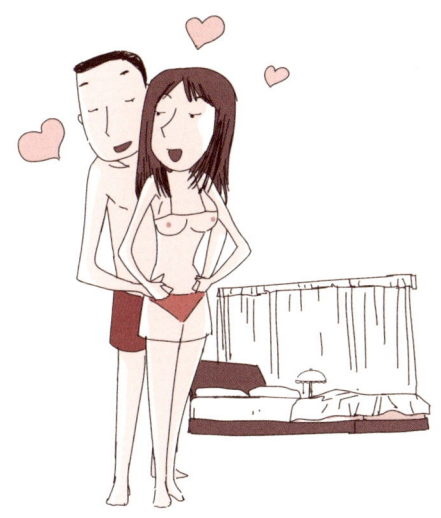

가며 입을 맞춰보자. 그 일대는 성감대의 노다지라고 할 수 있을 정도로 성감대가 많이 몰려 있다. 목에 키스를 하고 가볍게 물고 빠는 것은 파트너에게도 나에게도 짜릿한 애무이다. 목에 이어서 귓불을 가볍게 물고 빨아보자.

애무에 반드시 혀를 사용할 필요는 없다. 어떤 여성은 축축한 침으로 도배가 되는 것에 질색하기도 한다. 보통은 깃털처럼 가볍고 부드러운 입맞춤만으로도 충분하다. 반응에 따라 가볍게 깨물거나 빨 때도 지나치게 힘이 들어가지 않도록 주의하자.

(1) 가슴 애무하기

파트너의 가슴을 애무할 때는 먼저 유두를 둘러싼 유륜을 작은 원을 그리듯 마사지한다. 유두 둘레를 천천히 마사지하면 감각이 유두로 집중돼 터치에 더욱 민감해진다. 엄지와 검지로 비비듯이 유두를 자극하며 파트너의 반응을 살펴보자. 그후 젖먹이 아기처럼 유두로 돌진해 양쪽 유두를 번갈아 빨고 혀로 자극한다. 너무 세게 빨아들이면 아플 수 있으니 적절하게 힘을 조절하자. 대개 이 정도만으로도 파트너의 무릎에서는 힘이 풀리고 완전한 '준비 상태'가 된다.

(2) 성기 애무하기

여성의 은밀한 곳에 접근할 때는 먼저 허벅지 안쪽, 치구, 그리고 음순의 순으로 원을 그리며 접근하는 것이 좋다. 마지막 하이라이트로 클리토리스를 자극할 무렵이면 이미 상대방의 흥분은 최고조에 달해 있을 것이다.

여성들마다 자신의 클리토리스가 받기 원하는 자극은 다 다르다. 잊지 말라. 애무해야 할 부위보다 더 중요한 것은 애무의 방법이다. 먼저 손가락을 사용해 너무 느리지도 빠르지도 않게 골고루 부드럽게 쓰다듬는다. 강하게 힘을 주는 것은 금물이다. 클리토리스의 성감은 페니스보다 훨씬 조밀하게 집중되어 있다. 그러니 어느 부위보다도 더더욱 부드럽고 세심한 애무가 필요하다.

클리토리스는 매우 민감하므로 처음부터 자극하기보다는 상대적으로 덜 민감한 그 주변부터 애무하는 것이 좋다. 먼저 클리토리스의 주변부를 쓰다듬으며 마사지한 후 엄지와 검지로 클리토리스를 부드럽게 비벼보자. '민감한 부위에 접촉하기 전에 먼저 그 주위를 마사지하기'는 어느 부위를 공략하든 활용할 수 있는 공통된 접근법이다. 파트너의 반응을 관찰하며 다양한 방식으로 자극해 보자.

만약 파트너가 당신의 애무를 좋아한다면 더 많은 자극을 받기 위해 그녀의 음부를 당신 쪽으로 좀 더 내밀 것이다. 미소와 신음소리, 한숨소리, 헐떡임, 경련, 땀, 크게 오르내리는 복부 등은 모두 당신의 애무가 좋다는 표시이다. 만약 당신의 자극이 너무 강하거나 불쾌하면 그녀는 골반을 약간 뒤로 당길 것이다. 그때는 좀 더 부드럽게 하거나 다른 자극을 시도해본다.

(3) 쿤닐링구스

혀를 사용해 성기를 애무하는 것을 오럴이라 하며, 남성의 것을 애무하는 성행위는 펠라티오, 여성의 성기를 자극하는 성행위는 쿤닐링구스라고 한다.

쿤닐링구스와 거기에 따르는 맛과 냄새에 대한 농담은 동서를 막론하고 언제나 존재해 왔다. 입으로 여성의 성기를 애무한다는 생각을 하면 얼굴을 찌푸리는 남성도 있고 미소를 짓는 남성도 있을 것이다. 여성의 그곳을 불결하게 여겨 혀를 대는 것은 상상도 하지 못하는 남자들도 있다. 하지만 일단 자신의 혀를 이용해 그녀의 은밀한 부위를 애무했을 때 굉장한 오르가즘을 체험하는 것을 보는 것은 매우 유쾌한 일이며, 남성에게도 짜릿한 쾌감을 선사한다.

쿤닐링구스에 대한 당신의 개인적 취향이 어떻든 간에, 쿤닐링구스는 여성이 사랑을 나눌 준비를 갖추게 하는 가장 빠르고 효과적인 수단이다. 또한 쿤닐링구스는 여성이 오르가즘에 오를 수 있는 가장 확실하고 쉬운 방법이며, 어떤 여성에게는 유일한 방법이기도 하다.

쿤닐링구스에 익숙하지 않고 열광적인 팬도 아니라면 일단 다음과 같이 해보자.

편안하게 자세를 잡은 후 혀끝을 이용해 파트너의 클리토리스를 살짝 자극해 보자. 일단 클리토리스는 성기의 가장 윗부분이라 당신이 꺼려할 수 있는 체액에 닿을 필요가 없다. 게다가 의외로 냄새도 맛도 괜찮다는 것을 알게 될 것이다.

슬슬 기분이 고조되면 아이스크림을 먹듯 혀 전체로 부드럽게 눌러주며 클리토리스를 핥는다. 만약 쿤닐링구스에 대한 거부감이 없다면 처음부터 이렇게 할 것을 추천한다. 대체로 클리토리스를 혀끝으로 살짝살짝 건드려주는 방법은 흥분이 고조된 상태에서 더 효과적이기 때문이다.

입 전체를 클리토리스부위에 대고 부드럽게 빨아들이며 혀로는 클리토리스를 반복적으로 마찰한다면 파트너는 극도의 쾌감을 만끽할 수 있다. 익숙해지면 클리토리스에만 머물지 말고, 소음순과 회음부까지 진출해 보자. 가장 좋은 방법은 여성의 성기 구석구석을 혀로 골고루 마사지하는 것이다. 다시 한 번 강조하지만 너무 과도한 압박을 가하지 않도록 주의하라. 그녀가 너무 강한 자극을 감당하지 못해서 당신을 밀어내게 된다. 가볍고, 지속적이고, 다양하며, 규칙적인 자극이 가장 좋다.

성기에만 과도하게 집중하지 않는 것도 중요하다. 혀로 음부를 자극하는 동안 손으로 파트너의 다른 부위〈배와 가슴, 손, 얼굴 등〉을 쓰다듬어 파트너로 하여금 흐름이 계속 유지되는 기분을 느끼게 해준다.

(4) 삽입의 기술

질 내부를 자극하기에는 혀보다 손가락이 훨씬 효율적이다. 한 개나 두 개의 손가락을 파트너의 질 속에 넣어라. 그리고 질벽 주위를 골고루 자극하면서 어느 부위가 가장 민감한지 찾아보자. 위에서 말한 G-스팟을 찾아보는 것도 잊지 말라. 이윽고 당신의 손가락을 천천히 넣었다 뺐다 하면서 페니스의 움직임을 흉내내 보자.

이때쯤이면 극도로 흥분한 파트너는 당신의 페니스가 삽입되기를 간절히 원할 것이다. 하지만 아직 때가 아니다.

미국에서 1996년 출간된 『인간의 성 반응』이라는 책에는 여성이 오르가즘을 느끼는 과정을 〈흥분기〉, 〈고조기〉, 〈오르가즘기〉, 〈해소기〉로 나누고 있다.

〈흥분기〉에 오르면 클리토리스와 젖꼭지가 딱딱하게 발기하며 유방은 점점 부풀어 오른다. 대음순이 양쪽으로 벌어지고 골반 쪽으로 다량의 혈액이 몰려들어 소음순이 도톰해진다. 질은 더욱 축축해지고 뜨거워지는 동시에 길이가 깊어지고 또 넓어져서 발기된 페니스를 받아들일 준비를 하게 된다.

하지만 이 말은 준비가 됐다는 것이지 삽입할 때를 의미하는 것이 아니다. 전희의 목적을 제대로 음미하려면 이 흥분기가 아닌 〈고조기〉에 삽입해야 한다.

〈고조기〉에 이르면 여성의 피부에는 붉은 반점 같은 것이 배와 유방, 그리고 어깨에 나타나게 된다. 의학적으로 '성에 의한 발진'이라고 불리는 현상이다. 이때는 심장의 박동이 빨라지고 호흡은 거칠어지면서 온몸이 저절로 뒤틀리는 지경에 이른다. 대음순은 더욱 부풀어 오르며 소음순도 확장되어 짙은 자주색이나 조금 진한 포도주색으로 변한다. 무엇보다 클리토리스가 오므라들어 마치 없어진 것처럼 그 부위가 평평해진다. 바로 이때가 삽입을 하기에 가장 좋은 시기이다.

먼저 당신의 페니스를 잡고 귀두로 파트너의 클리토리스를 문질러라. 이는 파트너의 격정을 높이고 당신의 페니스에도 더 강한 힘을 불어넣는다. 그런 다음 충분히 젖어 있는 질구로 천천히 들어가라. 처음에는 2cm, 그다음은 4cm, 그리고 다시 뒤로 조금 몸을 빼내 페니스가 질구 바로 안쪽에 머물도록 한다. 이런 느리고 우물쭈물한 접근은 당신 자신의 욕구를 조절하는 데 도움이 될 뿐 아니라, 당신과 파트너 모두가 환상적인 쾌감의 절정에 반복적으로 도달하게 해준다.

대부분의 포르노 영화 속에서는 성행위가 마치 기계처럼 반복적인 행위로 이루어진다. 따라서 대부분의 남성들이 그렇게 톱질하듯 성행위를 해야 한다고 생각하는 것은 당연한 일이다. 하지만 그런 식의 반복적인 삽입 운동만으로는 남성이나 여성이나 만족감을 얻기가 힘들다.

질구 바로 안쪽까지만 삽입하는 것을 '얕은 삽입', 그리고 페니스의 뿌리까지 질 안으로 밀어 넣는 것을 '깊은 삽입'이라고 한다. 깊은 삽입 전에 얕은 삽입을 하는 것은 남자의 지속력을 더 길게 늘일 뿐 아니라 여성 파트너의 흥분을 더욱 강하게 유지시켜 준다.

여러 번의 얕은 삽입 후 깊은 삽입을 하면 질 속의 공기가 모두 밖으로 밀려나가 질 내부가 일종의 진공 상태가 된다. 이러한 밀봉 상태는 얕은 삽입만으로도 상대 여성에게 강렬한 느낌을 선사해준다. 깊은 삽입 후 얕은 삽입으로 전환할 때 페니스가 완전히 빠지지 않도록 주의해 질 내부의 진공 상태를 유지하자.

질구에서 약 2~3cm 안쪽에 머무르며 상하, 좌우 방향으로 골고루 자극해보자. 깊은 삽입을 할 때는 곧장 몸을 뒤로 빼내기보다 골반으로 원을 그리듯이(엘비스 프레슬리의 허리춤을 연상하면 된다) 시계방향 혹은 반시계방향으로 돌려보자.

이제 절정이 최고조에 달했다면 침대가 삐거덕거릴 정도로 강한 삽입을 할 시간이다. 오르가즘에 이른 여성은 깊숙하고 강한 삽입을 원하게 된다. 만약 그 동작이 힘에 버거우면 삽입을 중단하고 혀와 손가락을 사용해도 무방하다. 콘돔을 사용하는 것도 섹스의 지속 시간을 늘려주는 방법이 될 수 있다.

한 남성은 자신의 체험을 이렇게 설명했다.

"처음 이 삽입 테크닉을 들었을 때 정말로 효과가 있을지 반신반의했습니다만, 실제로 해보니 파트너가 거의 미칠 정도로 좋아하더군요. 평상시보다 훨씬 빨리 오르가즘에 오르는 것

같았어요. 그것도 두 번 세 번씩이요. 과거에는 상대가 그렇게 여러 차례 오르가즘에 오를 만큼 길게 섹스를 해본 적이 한 번도 없었습니다."

'얕은 삽입 - 깊은 삽입', 그리고 '느린 나선형 삽입'으로 시작하는 것이 거의 모든 경우에 가장 좋은 방법이다. 가장 이상적인 패턴은 아홉 번의 얕은 삽입과 한 번의 깊은 삽입이지만 사정만 조절할 수 있다면 3~6회의 얕은 삽입과 1회의 깊은 삽입까지 줄여나갈 수 있다.

하지만 숫자를 세는 데 정신이 팔려 기계적인 삽입이 되지 않도록 주의하자. 충만한 섹스를 만드는 것은 숫자나 정해진 테크닉이 아닌 진실한 애정이라는 것을 잊지 말라. 당신과 당신의 파트너가 즐길 수 있는 리듬으로 실행하는 것이 무엇보다 중요하다.

어떤 특정한 테크닉보다 더 중요한 것은 파트너가 충분히 흥분하도록 배려하는 것이다. 파트너의 몸이 충분히 달구어지기 전에 삽입하는 것은 어떤 경우든 피해야 한다. 심지어 파트너가 당신이 들어오기를 열망하고 있더라도, 그녀의 클리토리스를 자극하며 천천히 움직이면 그녀의 욕구는 더욱 상승하고 당신의 사정 조절은 더욱 용이해져 더욱 만족도 높은 섹스를 즐길 수 있게 된다.

[정확하게 알아보기 3] 우리가 반드시 섹스를 해야 하는 이유는

섹스가 건강에 미치는 순기능은 끝이 없다. 섹스가 좋은 이유에 대해 알아보자.

01) 스트레스가 줄어든다 : 어느 연구소에서 각각 20여 명의 남녀에게 많은 사람들 앞에서 연설을 하게 하거나 어려운 수학 문제를 풀게 하는 등의 스트레스 상황을 주고 스트레스 지수를 측정했다. 이들 가운데 정기적으로 섹스를 하는 그룹은 그렇지 않은 그룹에 비해 스트레스 정도가 현저하게 낮았다.

02) 혈압을 낮춰준다 : 무작위로 선정한 사람들 가운데 정기적으로 자주 섹스를 하는 사람들이 이완기 혈압이 훨씬 낮은 것으로 밝혀졌다.

03) 면역력을 높여준다 : 위키스 대학에서 발표한 한 논문에 의하면 대학생 백여 명을 대상으로 그들의 섹스 횟수와 침 샘플을 분석해본 결과 정기적인 섹스를 하는 그룹의 사람들이 감기와 같은 감염질환을 막아주는 면역물질 분비가 왕성했다고 한다.

04) 칼로리를 태워준다 : 섹스야말로 부작용과 고통이 없는 최고의 다이어트 방법이다. 한 번의 격렬한 섹스는 무려 300칼로리를 소모시키며 보통의 부드러운 섹스도 최소 100칼로리가 소모된다. 한 시간 동안 달리기를 하는 것만큼의 효과다.

05) 통증을 경감 시킨다 : 섹스 시 분비되는 엔도르핀은 행복감을 증진시키고, 신체의 통증이나 고통을 줄여준다.

06) 사정은 전립선암 빈도를 떨어트린다 : 멜버른에 있는 빅토리아 암협회의 그레이엄 지레스 박사 그룹은 전립선암 환자 1,079명과 1,259명의 건강한 남성에게 성생활에 대한 설문조사를 실시하였는데, 그 결과 20~50대 남성 가운데 더 자주 사정하는 남성일수록 전립선암에 걸릴 확률이 낮은 것으로 나타났다고 한다.

07) 여성의 경우 골반근육을 강화시켜 요실금을 예방한다 : 섹스의 쾌감을 높이기 위해서는 케겔운동을 하는 것이 좋은데, 케겔운동은 질 수축력을 높일 뿐 아니라 골반근육을 강화시켜 요실금과 치질 증상을 완화, 예방한다.

08) 불면증을 해소한다 : 영국의 일간지 텔레그래프지에서 55세 이상의 일반인을 대상으로 조사한 결과 이들 대부분이 "섹스가 숙면에 도움을 준다"고 답했다.

09) 정신 건강에 도움이 된다 : 다트머스 대학의 플라워 교수는 15년간 1만 6,000명을 대상으로 섹스의 행복감을 돈으로 환산하는 연구한 결과, '한 달에 평균 4회 섹스를 하는 커플이 단 1회 섹스를 하는 커플보다 연간 4만 9,000달러치의 행복감을 더 느낀다'고 밝혔다.

10) 자존감을 높여준다 : 만족스러운 섹스는 자긍심을 높여주고 서로에 대한 믿음을 증가시킨다. 파트너와 안고 있을 때와 그렇지 않을 때 혈중 옥시토신 농도를 측정한 결과 이성과 육체적으로 밀착되어 있는 사람에게서 훨씬 더 많은 옥시토신 농도가 측정되었다.

사랑에 빠진 사람들을 보면 민망할 때가 있다. 그들의 끊이지 않는 스킨십 때문이다. 도파민과 함께 '사랑' 하면 떠오르는 옥시토신은 신체 접촉에 매우 민감하다. 연인들의 스킨십은 서로에게 옥시토신을 분비시키며 상대를 중독 시킨다. 특히 분당 40회 정도 쓰다듬을 때 옥시토신이 다량으로 분비되어 기분이 매우 좋아진다는 사실을 학자들은 발견했다. 우리는 직관적으로 아이나 동물을 그와 같은 주기로 쓰다듬는다.

여성의 경우 옥시토신 농도가 올라가면 평소보다 성적인 접근을 허락하는 데 너그러워진다. 옥시토신은 정서적 안정감과 친밀감도 가져다준다. 스트레스 상황에 놓여 있는 상대에게 간단한 마사지 등 부드러운 신체 접촉을 통해 옥시토신 농도를 올려주면 상대의 스트레스호르몬인 코르티솔의 상승폭이 줄어들 수 있다.

4부
멀티오르가즘 남성이 되는 법은

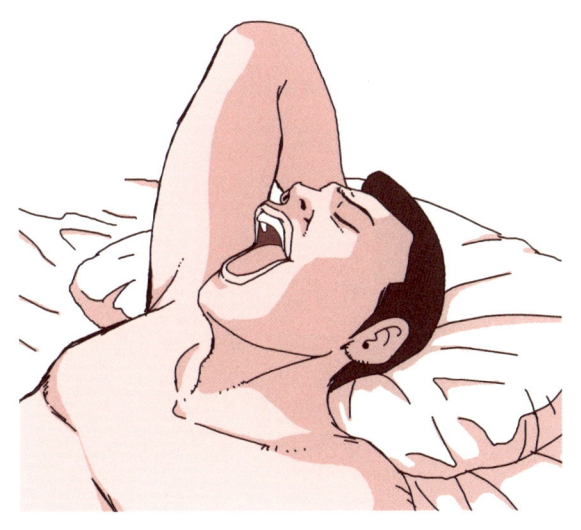

1. 남자도 멀티오르가즘을 느낄 수 있다

1992년 12월, 〈뉴욕 타임스〉는 정액 생산이 남성의 건강에 악영향을 끼친다는 놀라운 과학적 연구 결과를 대대적으로 보도했다. 실험을 주도한 아리조나 대학의 웨인 반 부르히스(Wayne Van Voorhies) 박사는 본인조차도 예상치 못한 결과에 놀라 똑같은 실험을 네 번이나 거듭했음을 밝히며 "남성의 성에 대한 고정관념이 완전히 틀렸다"는 사실을 만천하에 공표했다.

먼저 부르히스 박사는 인간과 생화학적 과정이 유사해 실험용으로 자주 쓰이는 수컷 선충들을 세 그룹으로 나눈 다음 첫 번째 그룹은 마음껏 교미하도록 허용하고, 두 번째 그룹은 교미를 전혀 허용하지 않았으며, 세 번째 그룹은 마음껏 교미를 하되 정액을 새로 생산할 필요가 없는 특수한 환경에 두었다. 매일 정액을 생성해 배출해야 했던 첫 번째 색정 벌레들은 평균 8.1일밖에 살지 못했다. 두 번째 금욕 벌레들은 평균 11.1일을 살았다. 놀라운 것은 세 번째 그룹. 그들의 평균 수명은 14일이었다. 첫 번째 그룹에 비하면 무려 50% 이상 수명이 연장된 것이다.

〈뉴욕 타임스〉는 이렇게 결론을 맺었다. "이로써 남성이 끊임없이 정자를 생산하기 위해서는 모종의 대가를 치뤄야 한다는 사실을 알 수 있다. 어쩌면 남성이 여성보다 평균 수명이 6년 짧은 것은 정액 생산과 관계가 있을지도 모른다."

실제로 정액이 생산되는 산술적 수치를 보면 사정이 육체에 얼마나 큰 짐이 되는지 알 수 있다. 한 번 사정하는 정액 속에는 평균 5천만 개에서 2억 5천만 개의 정자세포가 들어 있다. 그 각각의 정자세포는 모두 한 명의 인간을 만들어낼 수 있는 충분한 양의 유전자 정보를 가지고 있다.

물건을 생산하기 위해서는 재료가 소진된다. 남성은 자신의 몸을 원료로 매일 엄청난 양의 정자를 만들어내고 있는 셈이다. 많은 동식물들이 일종의 사정을 하고 나면 급격히 쇠퇴하기 시작한다. 연어는 알을 낳은 후 즉시 죽어버리며, 많은 식물들이 씨를 떨어트린 후 죽거나 시들어버린다.

킨제이 보고서에 의하면 보통의 남성이 일생 동안 사정하는 횟수는 어림잡아 5,000회 이상이라고 한다. 그리고 그 5,000번의 사정을 통하여 1조 개의 정자를 유출한다고 한다.

파트너와 사랑을 나누는 대부분의 시간은 자식을 갖기 위해서가 아니라 즐거움을 위한 것이다. 사정없이도 오르가즘을 얼마든지 느낄 수 있다면 구태여 정액을 유출할 필요가 없는 것이다. 더구나 사정 없는 섹스는 면역 체계를 월등하게 강화시킨다. 체액을 통해 성병을 옮길 위험도 현저하게 줄어든다.

멀티오르가즘 섹스가 필요한 이유는 육체적인 건강에만 국한되지 않는다.

윤택하고 만족스러운 성생활은 건강에 유익할 뿐 아니라 정서적으로도 무척 긍정적인 영향을 끼친다. 무엇보다 서로 사랑하는 사이의 커플이 적극적으로 멀티오르가즘을 훈련할 경우 나날이 깊어가는 애정에 크나큰 행복과 충족감을 느끼게 될 것이다.

시간이 지나면 부부가 서로에 대한 열정을 잃어버리는 것을 당연하게 생각한다. 부부생활 10년이면 섹스를 하면 안 된다고 말하는 사람들까지 있다. 가족끼리의 근친상관이나 마찬가지라는 것이다. 하지만 어리석은 생각이다. 사실 성적인 매력은 절대로 시들 수가 없다.

우리 사회의 일반적인 부부관계는 성에 대해 무관심한 부인과 언제나 정력적인 남편으로 특징 지워진다. 그러나 사실은 남성보다도 성생활에 흥미를 느끼는 여성들이 많다. 순간적으로 달아오르기만 할 뿐 육체적으로나 정서적으로 진실한 결합이 이루어지지 않는 섹스에 대해서는 곧 흥미를 잃어버릴 따름이다. 사정에 중점을 둔 성교로는 두 사람의 만족도가 서로 분리될 수밖에 없는 것이다.

하지만 오르가즘과 사정을 분리시키는 법을 터득하게 되면 마지막 순간에 녹초가 되고야 마는 전형적인 섹스를 탈피해 파트너와 함께 더욱 심오한 차원의 성적인 만족을 체험하게 된다. 보다 차원 높은 쾌감, 더 높은 수준의 황홀감뿐 아니라 멀티오르가즘 섹스는 당신을 더 건강하게 하고 더 오래 살게 한다. 또 하나, 사정하지 않는 섹스는 도구가 필요 없는 피임법이다. 성병의 염려에서도 벗어날 수 있다. 시트도 더 깨끗하게 유지할 수 있으니 위생적이다.

멀티오르가즘 섹스의 가장 큰 장점은 당신의 사랑을 더욱 깊어지도록 해준다는 것이다.

2. 멀티오르가즘 훈련하기

멀티오르가즘 남성이 되려면 자신이 흥분에 이르는 과정을 잘 관찰해야 한다. 대부분의 남성들은 막연히 자신이 발기된 상태이거나 발기되지 않은 상태, 둘 중에 하나라고 생각한다. 특히 젊을 때는 너무나 자주, 그리고 너무나 신속하게 발기되기 때문에 발기의 정도를 구분하기가 매우 어렵다. 하지만 사실 발기는 크게 네 단계로 나누어진다.

> 제1단계: 잠복(채우는) 단계 - 성기가 길어지기 시작하는 단계
> 제2단계: 부풀어 오르는 단계 - 단단해지지만 삽입하기엔 충분하지
> 　　　　　않은 단계
> 제3단계: 가득 차는 단계 - 완전 발기해서 딱딱해진 단계
> 제4단계: 뜨거워지는 단계 - 사정이 임박한 단계

이때 발기는 단지 페니스에 국한된 현상이 아니라 당신의 전체적인 흥분 정도를 반영한다. 따라서 세 번째 단계에 머물 수 있도록 흥분을 조절하면 쉽게 사정을 지연시킬 수 있다.

보통 사정을 참기 위해 남성은 다른 생각을 하는 등 주의를 다른 곳에 돌린다. 하지만 진정한 사정 조절은 자신의 흥분 정

도를 자각함으로써 가능해진다. 자신의 감각에 집중하게 될수록 상승하고 있는 자신의 쾌감을 더욱 생생하게 느낄 수 있게 되고 그에 따라 더욱 쉽게 오르가즘을 얻을 수 있다.

정액의 방출, 즉 사정은 두 단계로 나누어서 일어난다. '수축단계'에서 전립선이 수축돼 정액을 요도로 밀어내며, '방사단계'에서 정액이 요도에서 밀려나 성기 밖으로 방출된다.

대개 극도로 흥분하기 시작하면 몇 방울의 맑은 액체가 귀두에서 흘러나온다. 정액이 나오는 통로를 매끄럽게 해주는 이 쿠퍼액은 알칼리성 액체로 신체가 '수축단계'에 이르렀음을 알려주는 일종의 신호탄이며, 바로 이 '수축단계'에서 오르가즘을 경험하게 되는 것이다.

대부분의 남자들은 이 수축단계와 방사단계를 구분하지 못하고 오르가즘을 느끼는 동시에 사정을 하게 된다. 방사단계에서 일어나는 사정에 압도되어 오르가즘의 체험을 흐지부지 끝내고 마는 것이다. 결국 너무나 짧은 오르가즘에 아쉬워하며 허무함마저 느끼게 된다.

그렇다. 사정과 오르가즘은 보통 함께 일어난다. 그렇기 때문에 바늘과 실처럼 여겨진다. 하지만 실제로는 분리될 수 있고, 사정 없이 온전한 오르가즘을 가질 수 있다.

바로 여기에 멀티오르가즘의 비밀이 있다. 사정과 오르가즘을 분리시키는 방법을 배워라. 그러면 목표는 멀지 않다. 훈련을 통해 수축과 방사라는 두 가지 감각을 구분할 수만 있다면 남성도 얼마든지 지속적이고 반복적인 멀티오르가즘을 경험할 수 있게 된다.

페니스는 근육이 아니다. 그런데 페니스의 작용에 결정적인 역할을 하는 근육이 있다. 바로 치골에서 꼬리뼈에 걸쳐 있는 PC근육이다. PC근육은 방광에서 나오는 소변 줄기를 멈출 때, 혹은 사정할 때 정액이 페니스를 통해 몸 밖으로 나오도록 수축하며 움직이는 근육이다. 멀티오르가즘 남성이 되기 위해서는 이 PC근육을 강화시켜야 한다.

PC근육은 단순하게 말해 당신의 페니스를 업그레이드할 수 있는 결정적인 열쇠다. 발기력이 강해지면서 사정을 통제할 수 있을 뿐 아니라 멀티오르가즘을 느낄 수 있게 된다.

PC근육을 찾을 수 있는 가장 쉬운 방법은 소변을 보는 도중에 소변의 흐름을 멈추어보는 것이다. 정액이나 소변 모두 전립선을 통과하기 때문에 소변을 멈추기 위해서는 PC근육을 사용해야 하기 때문이다.

먼저 소변을 보기 전에 발뒤꿈치를 들고 발가락으로 선다. 숨을 깊이 들이마신 후 천천히 내쉬며 힘차게 소변을 눈다. 그리고 숨을 들이마시며 소변의 흐름을 멈추어본다. 이때 움직이는 근육이 바로 PC근육이다. 아마 PC근육에 힘을 줄 때 페니스와 고환이 잠시 뛰어오르는 것을 느꼈을 것이다.

　이제 PC근육을 조이는 훈련, 즉 케겔운동을 할 차례다. 모든 운동이 그렇듯 케겔운동도 처음부터 욕심을 부려 무리하게 해서는 안 된다. PC근육도 처음부터 지나치게 많이 하면 아플 수 있다. 하지만 통증이 생긴다 해도 시간이 지나면 저절로 사라지니 걱정은 하지 않아도 된다.

　케겔운동을 시작하기 전에 먼저 의식을 전립선과 회음, 항문에 집중하자. 그리고 숨을 들이마시면서 눈과 입 주위의 근육을 수축함과 동시에 전립선과 항문 주위의 PC근육을 수축한다. 약 3초 후 숨을 내쉬면서 눈과 입 근육을 푸는 것과 동시에 PC근육을 이완시킨다. 이렇게 숨을 들이마실 때 근육을 수축하고 숨을 내쉴 때 근육을 풀면서 1회 20번씩 하루 3회부터 시작하면 된다.

　중요한 것은 케겔운동을 할 때 PC근육을 주변의 근육과 분리시켜야 한다는 점이다. PC근육을 조일 때 복부와 허벅지, 사타구니, 엉덩이 근육은 완전히 이완되어 있어야 한다.

　만약 PC근육을 훈련하는 동안 다른 근육이 긴장되는 것을 막을 수 없다면 훈련을 하기 전에 그 근육들을 미리 지치게 하면 된다. 예를 들어 케겔운동을 하는 동안 복부 근육이 긴장되는 경향이 있다고 하자. 그럴 때는 케겔운동을 하기 전에 복부 근육을 열 번 내지 스무 번 조였다 풀었다 한다. 그러면 그 근육은 지쳐서 방해를 하지 않을 것이다.

엉덩이, 사타구니, 허벅지 등의 근육도 마찬가지이다. 케겔 운동을 하기 전에 이 근육들을 풀었다, 조였다 하라. 스무 번으로 모자란다면 서른 번이고 마흔 번이고 하라. 힘들게 들리겠지만 처음 이틀 정도만 하면 나중에는 할 필요가 없어진다.

PC근육이 어느 정도 강해졌다면 자위를 통해서 사정을 조절하는 훈련을 해볼 차례다.

페니스에 오일을 발라 여자의 질속과 비슷한 느낌이 들게 한 후 페니스를 부드럽게 자극하며 점점 고조되는 자신의 흥분상태를 느끼면서 발기단계를 가늠해보자.

사정의 순간이 다가오면 잠시 멈추고 휴식하면서 수축단계에서 일어나는 PC근육과 항문의 수축을 느껴본다. 만약 전립선 수축이 시작되고 한계를 넘을 것 같으면 PC근육을 부드럽게 조여준다. 호흡을 들이쉬면서 길게 조여주거나 짧게 반복해서 여섯 차례 조인다. 사정감이 사라질 때까지 길게 혹은 짧게 여러 차례 반복하자.

조절능력이 회복되면 다시 자위를 시작해 원하는 만큼 계속 하면 된다.

이런 훈련에 익숙해지면 자위행위를 멈추지 않으면서도 PC근육을 조일 수 있게 된다. 이때 페니스와 고환이 조금 위로 당겨지는 것을 느낄 수 있어야 한다.

PC근육을 조이면 묘한 느낌이 든다. 처음에는 가벼운 자극으로 느껴지지만 반복하다보면 나중에는 작은 오르가즘처럼 느껴지게 된다. 조금만 인내심을 가지고 반복을 하다 보면 이윽고 사정했을 때와 비슷한 쾌감을 느낄 수 있게 된다. '수축단계 오르가즘'이라 불리는 짜릿한 경험이다. 사정을 하지 않고도 전립선에서 고동치는 감각을 느낄 수 있는 것이다.

멀티오르가즘의 오르가즘은 사정의 오르가즘과 달리 절정에 올랐다가 수직낙하하는 것이 아니라 파도 다음에 더 큰 파도가 밀려오듯 연쇄적으로 점점 더 높은 절정에 오르는 것이다. 짧은 오르가즘이 주는 허무함에서 해방되고 진정으로 몸과 마음이 만족감으로 가득 차오르게 된다.

많은 남성들이 수축단계 오르가즘을 이르는 것과 동시에 사정을 해버리기 일쑤이다. 하지만 멀티오르가즘 훈련에 익숙해지면 사정의 절정에 도달하지 않고 수축 단계 오르가즘을 즐기면서 가능한 한 사정의 절정 가까이에서 머무르게 된다. 비사정 오르가즘(nonejaculatory orgasm)의 영역으로 진입하는 것이다.

3. 멀티오르가즘 느끼기

수천 년 이전부터 고대 중국에서는 남성도 사정의 순간을 미룸으로써 멀티 오르가즘에 도달할 수 있다고 믿었다. 하지만 서구의 문화권에서 살아가는 지금 대부분의 남자들은 '오르가즘 = 사정'이라고 생각하고 있다. 서구에서도 이미 그 유명한 〈킨제이 보고서〉를 통해 남성의 멀티오르가즘 능력을 발표했음에도 말이다.

남자도 멀티오르가즘을 느낄 수 있다는 사실이 믿기 어려울지도 모른다. 하지만 여성의 멀티오르가즘이 발견되고 정상적인 것으로 인식되게 된 것도 불과 50년이 되지 않는다. 더 놀라운 것은 여성에게 멀티오르가즘이 가능하다는 사실이 알려진 뒤부터 그것을 체험하게 된 여성들의 숫자가 폭발적으로 증가했다는 사실이다.

멀티오르가즘을 체험한 한 남성이 이렇게 말했다.

"일반적인 사정으로는 섹스의 즐거움이 금방 시들고 맙니다. 하지만 멀티오르가즘으로 얻은 즐거움은 하루 종일 유지됩니다. 게다가 그리 피곤하지도 않습니다. 멀티오르가즘을 터득한 후로 저는 원하는 만큼 섹스를 할 수 있고 성욕에 지배받지 않으며 그것을 조절할 수 있습니다. 더구나 저와 함께한 여자들 모두가 제가 그들의 최상의 파트너라고 말합니다. 전 더 이상 섹스에 대해 바라는 것이 없습니다."

어떤가? 당신이 정력을 증진시킴으로 인해 얻고자 하는 최상의 결과이지 않은가?

〈킨제이 보고서〉에 따르면 아직 성교나 사정을 경험하지 않은 사춘기 소년들의 절반 이상이 멀티오르가즘을 느낀다고 한다. 하지만 일단 사정을 경험하게 되면 그것에 압도당해 태생적으로 가지고 있던 멀티오르가즘 능력을 상실하게 된다. 다행히 멀티오르가즘 능력은 후천적인 노력으로 얼마든지 다시 되살릴 수 있다.

멀티오르가즘 남성은 단적으로 말해 쉬지 않고 두 번 이상의 오르가즘을 느낄 수 있는 남성을 말한다. 첫 번째 오르가즘 후에도 발기를 유지할 수 있는 힘이 없어지지 않으며, 쉬지 않고 두 번째, 세 번째 오르가즘을 경험할 수 있는 것이다.

이는 섹스를 하는 사이사이에 몇 차례씩 쉬어가면서 두세 번 오르가즘을 경험하는 것과는 다르다. 멀티오르가즘 남성은 쉴 필요가 없다. 쉬고 싶을 수도 있고 또 쉴 수도 있지만 그럴 필요가 없는 것이다.

먼저 오르가즘의 작동 원리를 이해할 필요가 있다. 보통 오르가즘은 성기에 국한된 것으로 여겨지지만 사실 오르가즘은 뇌에서 일어나는 활동이다. 어떤 신체적 접촉 없이도 '수면 중 오르가즘(몽정)'을 체험한다는 사실도 이를 뒷받침해준다.

정서적이고 육체적인 체험의 절정인 오르가즘과 달리 사정은 척추끝(미골)에서 일어나서 정액의 방출로 끝나는 반사 작용에 지나지 않는다. 더구나 사정 후에는 극심한 피로감이 온몸을 덮친다. 파트너의 성적·감성적 욕구에 충실하게 응해주고 싶어도 몸은 오직 잠만을 절실히 원할 때가 많다. 사정 후에 느끼는 남성의 피로감은 최초의 성교가 있은 이래로 존재해온 것이다.

운동선수들은 사정에 따르는 무기력감을 방지하기 위해 중요한 경기 전날 밤에는 섹스를 하지 않는 게 불문율이다. 미국의 유명한 재즈 뮤지션 마일즈 데이비스도 공연 전날 밤에는 섹스를 하지 않는다고 인터뷰에서 밝힌 바 있다.

이처럼 많은 사람들이 사정이 몸의 기력을 떨어트리고 육체의 에너지를 고갈시킨다는 것을 알고 있다. 그리고 그 사람들의 대부분이 사정없이도 섹스를 할 수 있고, 사정 없이도 오르가즘에 오를 수 있으며, 사정이 없는 섹스를 한 다음 날에는 몸에 더 활력이 넘친다는 사실을 알지 못한다.

남성의 오르가즘은 흔히 낭떠러지에 비교된다. 절정을 향해 올라가다가 곤두박질치고는 무기력감의 골짜기에 빠져버린다는 것이다. 하지만 멀티오르가즘은 질릴 때까지 탈 수 있는 롤

러코스터에 비교할 수 있다. 오르막과 내리막이 거듭 반복되면서 짜릿한 쾌감을 선사해주는 것이다. 물론 사정시 일어나는 5~10번의 강한 수축 역시 적지 않은 쾌감을 준다. 사정의 쾌감이 시시한 것이었다면 남성들이 사정 자체를 섹스나 자위 행위의 최대 목표로 생각하지 않았을 것이다. 그러나 한 번 멀티오르가즘의 경지를 체험하고 나면 결과적으로 허무함을 느낄 수밖에 없는 사정 오르가즘이 실망스러운 것으로 느껴질 것이다.

4. 멀티오르가즘 즐기기

누누이 강조해온 대로 우리는 질 높은 섹스, 만족스러운 섹스를 추구해야 한다. 그런데 단순히 오르가즘을 느꼈다고 무조건 만족하리라고 단정하는 것은 옳지 않다.

일반적인 성의학에서는 오르가즘을 섹스의 목표로 생각하고 그것을 위해 최선을 다하도록 한다. 하지만 사실 그렇게 맞이한 오르가즘은 고작 10초에 지나지 않는다. 강렬하지만 너무나 짧은 쾌감은 그 끝이 허무하기만 하다. 섹스 후에는 파트너에 대해 정이 떨어진다는 남자들이 많다. 남자친구와의 섹스에 만족한다고 하면서도 낯선 남자와의 하룻밤을 꿈꾸는 여자들도 많다. 모두 너무나 짧은 쾌감의 종말에 포만감을 느끼지 못한 탓인지도 모른다.

보통의 섹스에서는 〈흥분기〉에서 〈고조기〉, 그리고 〈오르가즘기〉로 빠르게 옮겨간다. 하지만 진정으로 질 좋은 섹스, 만족스러운 섹스를 하려면 남녀 모두 〈고조기〉에 머물며 성적 쾌감을 충분히 즐길 수 있어야 한다. 오르가즘으로의 직진이 아니라 그 언저리에 아슬아슬하게 머물며 파도를 타는 것이다. 한 번의 오르가즘을 느끼고 장렬하게 최후를 맞이하는 것과, 여러 번의 오르가즘을 맛보며 그치지 않는 쾌감을 즐기는 것, 어느 것이 더 훌륭한 섹스라고 할 수 있을까?

  요령은 단번에 오르가즘에 도달하는 것이 아니라 오르가즘 직전에 자극을 낮추는 것이다. 원래 성적 쾌감은 계속 상승하려는 속성을 가지고 있기 때문에 한번 자극을 낮추면 또다시 상승하려고 한다. 그런데 한번 낮추었다가 다시 올라가는 것인 만큼 극치점의 위치는 처음보다 더 높은 곳으로 이동하게 된다.

  다시 말해, 일반적으로 오르가즘을 10에서 느낀다고 한다면 9에서 느낌을 떨어트린다. 그러면 그다음에는 11에서 오르가즘을 느끼게 된다. 그러면 10에서 느낌을 떨어트리고, 그다음에는 12에서 오르가즘을 느끼기 때문에 11에서 느낌을 떨어트린다. 편의상 1씩 숫자를 더했지만 성적 쾌감은 그 폭이 넓어지고 높아지기 때문에 마지막에 가서는 남녀 모두 감당할 수 없을 정도로 강렬한 쾌감을 느끼게 된다. 그리고 이런 멀티오르가즘을 경험하게 되면 세상에 부러울 것 없고 세상을 다 가진 것만 같은 충분한 만족감을 느낄 수 있다.

  〈고조기〉에 머물며 멀티오르가즘의 파도를 즐기려면 남녀의 협력이 무엇보다 중요하다. 기본적으로는 각자가 자신의 PC근육을 조절할 수 있어야 한다. 여자의 경우는 〈오르가즘기〉로 진입하기 직전에 PC근육을 조여서 느낌을 떨어트린다. 이때 질 입구가 아니라 질 안쪽을 조여야 한다는 것이 특징이다. 단전 바로 아래의 자궁경부를 조인다는 느낌으로 질을 조이는 것이다.

  남성도 여자가 〈오르가즘기〉에 접어들 것 같으면 애무를 멈추고 삽입의 속도나 강도를 조절해서 더 이상 쾌감이 상승하지 못하게 도와준다. 따라서 남자는 여자가 오르가즘 직전의 상태에 도달하면 질이 변화하는 것을 느낄 수 있어야 한다.

  〈오르가즘기〉에 진입하기 직전 여자의 질은 수축이 더욱 강해지고 조이는 시간도 길어진다. 이때는 남자 자신도 더욱 부드럽고 느리게 질 내부를 마사지하면서 기다려야 한다.

  한편 자기 자신도 사정에 이를 것 같으면 PC근육을 조절해 전립선이 주는 쾌감을 즐겨야 한다. 만약 평소 케겔운동을 꾸준히 해왔던 여성이라면 남자를 도와 스스로의 질을 조여서 오르가즘을 조절해 섹스의 흐름이 끊기는 일이 생기지 않는다. 그래서 멀티오르가즘은 기술이 아니라 두 사람 사이를 더욱 가깝게 느낄 수 있게 해주는 일종의 노력이라고 말할 수 있다.

  이렇게 사정과 오르가즘을 조절하며 〈고조기〉에 오래 머물면 쾌감이 점점 커진다. 그러다 맞이하는 피날레는 처음 경험할 경우 감당하기 힘들 정도의 엄청난 오르가즘이다. 남녀 모두 골반 내부가 진동하고 머릿속은 폭발한 것처럼 아득해진다. 온몸 구석구석까지 황홀한 기분이 퍼지며 전신에 새로운 힘이 솟아오른다. 멀티오르가즘의 체험이 극치의 체험과도 비교되는 이유이다.

5. 당신을 진짜 남자로 만들어줄 마스터베이션은

　진정한 멀티오르가즘 남성이 되고 싶다면 자신의 성감을 계발할 필요가 있다. 그리고 성감을 가장 손쉽게 계발하는 방법은 자위행위이다. 하지만 불행히도 많은 남성들이 자라면서 받은 교육과 사회적인 인식 때문에 자위행위에 대해 어느 정도 죄의식을 가지게 된다. 종종 영화에 남성이 자위행위를 하는 장면이 나올 때도 그 장면이 긍정적이고 자연스러운 모습으로 연출되는 경우는 거의 없다.

　하지만 사실 섹스는 가장 탁월한 배움의 길 중 하나이고, 자위행위는 우리의 생식기와 정력을 강화시킬 수 있는 가장 탁월한 방법이다.

　많은 젊은 남성들이 자신이 지나치게 자위행위에 몰두하는 것 같다며 고민을 토로한다. 하지만 사정을 지연시키고 멀티오르가즘을 즐기는 방법만 터득한다면 자위행위를 얼마나 많이 하든 전혀 문제가 되지 않는다. 문제는 자위가 아니라 과도한 사정이기 때문이다.

　싱글인 남성만 자위를 하는 것이 아니다. 결혼했거나 애인이 있는 남자들도 가끔씩 자위행위를 한다. 모 잡지사에서 100명의 유부남을 대상으로 한 설문조사에 의하면 그중 75%가 자위행위를 하며, 때로는 아내와의 섹스보다 자위에 더 만족한다고 대답했다.

당연한 일이지만 자위행위의 올바른 방법을 가르쳐주는 곳은 어디에도 없다. 배울 필요성을 딱히 느끼지도 못한다. 하지만 자위행위도 제대로 하면 당신의 성감을 계발하고 정력을 강화시키는 데 도움이 된다.

(1) 페니스 전체를 자극하라

대부분의 남성들은 가장 흥분을 유발하는 부위인 귀두를 집중적으로 마사지한다. 하지만 페니스의 각 부위는 몸의 특정 부분에 대응한다. 귀두는 심장과 폐와 연결되어 있으며, 페니스를 정확히 삼등분했을 때 가장 위쪽은 비장, 위장, 췌장과, 중간 부분은 간, 소장과, 맨 아래 뿌리 부분은 대장, 신장, 방광과 연결되어 있으며 고환은 우리 몸의 모든 선들과 이어져 있다. 그러므로 귀두뿐만 아니라 페니스 전체를 골고루 마사지하자.

(2) 고환을 마사지하라

평소 고환 마사지를 해보지 않았다면 이번 기회에 한번 시도해볼 것을 권한다. 사실 많은 남성들이 고환을 잡아당기는 것을 즐기는데, 고환을 자극하면 기분이 좋을 뿐 아니라 실제로 정자수가 늘어나고 성능력을 지켜주는 테스토스테론의 생산이 늘어난다.

(3) 백만불점을 찾아라

자위행위를 하는 시간은 항문 바로 앞에 있는 회음에서 백만불점을 찾기 가장 좋은 때이다. 이 지점을 누르면 페니스에 더 많은 혈액이 가두어져 페니스가 흥분으로 고동치게 된다. 또한 이곳을 강하게 규칙적으로 압박하면 수축단계 오르가즘을 쉽게 느낄 수 있다.

백만불점은 처음 발기가 되고 극도로 흥분했다가 한번 쉬어준 후, 다시 한 번 흥분해서 페니스에서 항문에 이르는 성기 주위가 부풀어 오른 후부터 가장 잘 느껴진다. 정확한 지점을 찾았다면 오목한 느낌이 들 것이다.

(4) 마의 15분을 넘겨라

대부분의 남성은 자위행위를 2~3분 안에 재빨리 끝내버린다. 빠르고 손쉽게 원하는 쾌감을 느낄 수 있다는 것은 자위행위만의 장점이기도 하다. 하지만 만약 자위행위를 15~20분간 지속할 수 있다면 원하는 만큼 섹스를 하게 될 수 있다는 연구 결과가 있다.

될 수 있으면 사정하지 말고 오랫동안 자위행위를 즐겨라. 20여 분간 사정 없이 여러 번 절정에 도달할 수 있게 된다면 실

전에 강한 남성이 될 뿐 아니라 활력과 에너지가 몸 전체를 순환하게 돼 더 건강하고 매력적인 모습으로 변모할 것이다.

(5) 자기 자신을 사랑하라

자위행위를 하는 동안 스스로에 대한 사랑을 느껴라. 당신의 몸이 느끼는 감각에 집중하고, 그러한 쾌락을 즐기는 당신을 사랑스럽게 느껴라. 세상에 대한 사랑을, 애인에 대한 사랑을 느껴라. 분노와 미움에 가득 찬 상태로 자위를 하는 것은 몸과 정신에 좋지 않다. 섹스와 사랑, 그리고 건강은 절대 분리될 수 없다.

[정확하게 알아보기 4] 절정의 순간에 사정을 참는 법

(1) 멈추기
섹스를 하다가 사정을 할 것 같은 순간이 오면 단지 움직임을 멈추는 것만으로도 사정을 지연시킬 수 있다. 너무 늦게 멈추는 것보다는 차라리 빨리 멈추는 것이 낫다. 10초나 20초 정도 흥분이 가라앉기를 기다리자.

(2) 호흡하기
멈추기와 함께 병행하면 더 효과가 좋다. 깊게 숨을 들이쉬었다가 사정의 충동이 가라앉을 때까지 숨을 참는 방법이다. 경우에 따라서는 사정을 지연시키기 위해 얕고 빠르게 호흡하는 것도 도움이 된다. 깊고 느린 호흡은 성에너지를 조절하는 데 도움이 되고, 얕고 빠른 호흡은 성에너지를 분산시키는 데 도움이 된다. 이 두 가지 호흡법 중 자신에게 맞는 것을 선택하면 된다.

(3) PC근육 수축하기
PC근육을 단련하기 전까지는 시간이 좀 걸리지만 그 결과는 확실히 노력한 만큼의 가치가 있다.

(4) 페니스 조이기
성의학자들이 조루증 남성들을 위해 계발한 테크닉이다. 방법은 간단하다. 검지와 중지로 페니스의 밑면을 잡고 엄지는 페니스의 윗면을 잡고 누르면 된다. 효과적이긴 하지만 섹스 중이라면 흐름이 끊길 수밖에 없는 단점이 있다.

(5) 백만불점 압박하기
PC근육을 수축하는 동안 백만불점을 강하게 압박하면 사정을 늦추는 데 도움이 된다. 간단하면서도 매우 효과적인 방법이다.

(6) 고환 잡아당기기
사정의 순간이 임박하면 고환이 몸 쪽으로 약간 수축하게 된다. 따라서 고환을 몸에서 멀리 떨어트려 놓으면 사정을 지연시킬 수 있다. 손가락으로 음낭의 윗부분을 감싸쥔 후 강하게 아래로 당기자.

5부
음식으로 정력을 강화하는 비법은

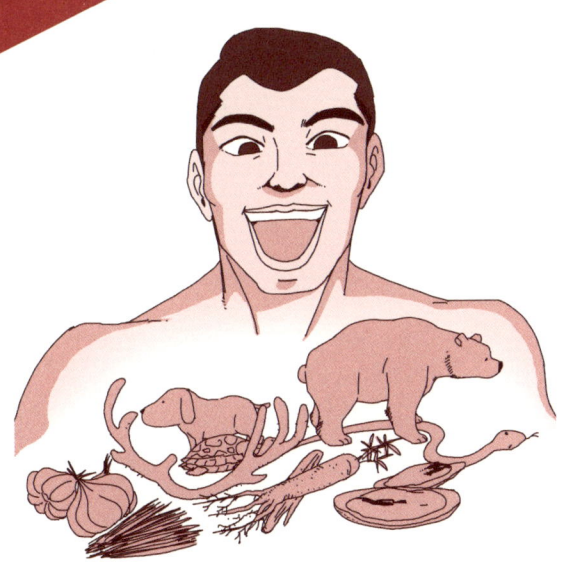

1. 식습관으로 정력을 향상시키는 방법은 따로 있다

건강한 식생활은 정력을 강화시킬 뿐 아니라 노화방지의 효과가 있다. 정력에 좋은 여섯 가지 식사 습관을 소개한다.

(1) '미네랄'을 많이 섭취하라

아연과 셀레늄은 남성호르몬(테스토스테론)의 분비를 촉진시키기 때문에 흔히 '섹스 미네랄'로 불린다.

정액의 일부를 구성하는 아연은 정자의 활동을 활발하게 만들어주며, 특히 사정할 때 정자를 분출시키는 연동운동을 원활하게 한다. 아연이 많은 음식으로는 굴, 장어, 게, 새우, 호박씨, 콩, 깨 등이 있다.

> **'아연(zinc)'의 효능**
> 백혈구 형성 도움 - 면역력 강화
> 호르몬 균형 도움 - 여드름 억제
> 테스토스테론 분비와 정자 생성 촉진 - 정력 강화
> 황산화 효소 보조성분으로 노화 유발 활성산소 제거 - 노화 방지

셀레늄 역시 남성호르몬 생성과 관련이 있으며 항산화 효과가 있는 노화방지 미네랄 중의 하나다. 셀레늄은 고등어와 같은 등 푸른 생선, 굴, 마늘, 양파, 깨, 버섯, 콩 등에 많이 들어 있다.

(2) 발기력이 떨어진다면 아르기닌이 해답

아르기닌을 많이 먹으면 발기력이 좋아진다. 아미노산의 일종인 아르기닌은 정액의 구성 성분이며, 혈관을 확장시켜 발기에 중요한 작용을 하는 산화질소의 원료이기 때문이다. 아르기닌을 꾸준히 먹으면 성장호르몬의 분비가 촉진되면서 정력도 좋아진다. 아르기닌은 마, 깨, 굴, 전복 등에 많이 들어 있다.

(3) 육식과 채소의 균형 있는 섭취가 중요하다

정력에서 가장 중요한 것이 발기이고, 발기에 가장 큰 영향을 미치는 것은 혈관이다. 그 혈관을 병들게 하는 원흉 중 하나가 지방이다. 따라서 지방의 섭취를 줄이는 것이 무엇보다 중요하다. 지방이 혈관 노화의 주범으로 알려지면서 아예 지방을 입에 대지 않는다고 말하는 사람도 많다.

하지만 지방이라고 해서 무조건 나쁜 것만 있는 것은 아니다. 생선에 들어 있는 지방과 대부분의 식물성 지방은 불포화지방산이므로 혈관을 건강하게 만들어주는 좋은 지방이다.

콜레스테롤 수치가 너무 낮은 것도 문제가 된다. 정력에 중요한 남성호르몬이나 DHEA와 같은 스테로이드 계열의 호르몬이 콜레스테롤에서 만들어지기 때문이다. 무엇이든 지나치면 좋지 않은 법. 과도한 육식도 나쁘지만 지나친 채식도 정력에는 좋지 않다.

(4) 혈액순환을 위해 하루 한 잔 복분자를 마시자

남성의 성기능, 즉 정력에서 가장 중요한 요소인 발기에 결정적인 역할을 하는 것이 혈액순환이다. 발기가 잘되려면 음경에 혈액이 원활하게 순환되어야 하기 때문이다.

마늘, 양파, 부추가 혈액 순환에 좋으며, 혈액응고를 억제하는 비타민E를 많이 함유한 식품인 땅콩, 아몬드, 잣, 장어, 해바라기 씨, 콩기름, 꽁치 등도 좋다. 또 하루 한두 잔 정도의 적당한 음주는 혈액 순환을 원활케 해 심혈관 질환을 예방하고 원활한 발기에도 도움을 준다. 이때 마실 술로는 항산화 성분이 풍부한 레드와인이나 복분자가 좋다.

(5) 비타민과 항산화제를 섭취하라

비타민은 건강 증진과 노화 방지에 효과가 있기 때문에 당연히 정력 증진에도 도움이 된다. 특히 비타민C, 비타민E, 베타카로틴, 비타민A는 항산화 효과가 있어 세포의 노화 방지와 동맥경화 예방에도 효과가 있다. 비타민C는 키위, 오렌지처럼 신맛을 내는 과일과 토마토, 딸기, 각종 야채에 많이 들어 있고, 베타카로틴은 당근, 녹황색 야채, 노란색 과일에 많이 들어 있으며, 비타민A는 생선과 동물의 간, 달걀노른자, 우유, 치즈 등에 많이 함유되어 있다.

비타민B1은 돼지고기, 콩, 현미 등에 많고 비타민B2는 우유, 요구르트, 치즈 등에 많이 들어 있다.

코엔자임Q10과 아스타산친과 같은 항산화제는 에너지 대사를 증진시켜 혈관을 건강하게 하고 정력에도 도움을 준다. 코엔자임Q10은 등 푸른 생선, 현미, 계란, 땅콩, 시금치 등에 많다. 아스타산친을 다량으로 함유하고 있는 식품으로는 새우, 연어, 게 등이 있다.

(6) 섹스 전 과식은 금물

과식을 하면 성욕이 감퇴되고, 먹은 음식을 소화하느라 에너지를 많이 소모해서 쉽게 지치게 된다. 주로 장수의 비결로 알려진 소식(小食)은 정력 및 노화방지를 위해서도 매우 중요한 습관이다. 특히 섹스 직전의 과식은 절대로 금물이다. 너무 배불리 먹으면 발기력까지 떨어지게 된다.

2. 주변에서 찾을 수 있는 정력 식품 12가지

정력에 좋다는 속설을 믿고 뱀이나 웅담을 먹으러 다닐 필요가 없다. 정력을 키우는 음식은 생각보다 아주 가까운 곳에 있다. 흔히 주변에서 접할 수 있는 음식들을 적당하게 먹는 것이 바로 정력증진의 비결이다.

(1) 마늘 - 자연이 준 정력제

마늘에는 피로회복과 신진대사를 촉진하는 스코르디닌이 들어 있어 혈액순환을 원활하게 돕는다. 마늘을 먹으면 몸이 따뜻해지고 잠이 잘 오므로 불면증에도 좋다. 마늘의 강한 살균 작용은 기생충을 없애고 각종 세균의 번식을 억제하며 심장기능을 튼튼히 해 심장병을 예방해준다. 백일해, 폐결핵에도 좋고 특히 마늘 즙을 피부의 마른버짐에 문질러 바르면 깨끗하게 낫는다.

마늘에 들어 있는 알리신은 비타민B1과 결합하면 훨씬 효력이 강한 알리티아민으로 변한다. 따라서 비타민B1이 많은 돼지고기와 함께 먹으면 몸에 더욱 좋다.

우리나라의 거의 모든 음식에는 마늘이 양념으로 들어간다. 딱히 노력하지 않더라도 우리도 지속적으로 충분한 양의 마늘을 섭취하고 있는 셈이다. 만약 한식을 충분히 먹지 못하는 상황이라면 마늘과 꿀을 함께 끓여서 먹는 걸 추천한다. 입맛이 없을 때는 식초와 소금물에 깐 마늘을 담가 장아찌를 만들어 먹는 방법도 좋다. 식욕을 돋워주고 위장의 소화기능도 증진시켜준다. 이밖에 소주에 마늘을 넣어 마늘주로 만들어 먹는 것도 정력주로 좋다.

특히 마늘 1~2쪽에 생강 20g을 볶아서 함께 먹으면 불감증과 발기부전이 개선되는 데 특효다.

그러나 아무리 건강에 좋은 것이라 하더라도 지나치면 좋지 않다. 한 번에 먹는 양으로는 마늘쪽 2~3개 정도가 적당하다. 이 이상 장기간 먹으면 시력과 위장이 약해지고 빈혈이 일어날 가능성이 높아진다.

(2) 대추 - 침실의 묘약

한약을 달이거나 삼계탕처럼 약재를 넣은 음식을 만들 때 항상 대추가 들어가는 이유는 약의 부작용을 막아주면서 약리작용으로 위장이 상하는 것을 막아주는 등 모든 약효와 잘 어울리기 때문이다. 대추는 그 자체의 영양분도 풍부하다. 대추를 끓여 오래 복용하면 위장질환, 전신쇠약, 불면증, 빈혈 등이 개선되며 체력까지 향상된다. 강장제일 뿐 아니라 노화예방에도 좋다. 무엇보다 대추의 최대 장점은 아무리 많이 먹어도 부작용이 전혀 없다는 것이다. 대추에는 당분과 유기산 등 여러 가지 성분이 들어 있지만 약효를 나타내는 성분은 아직 정확하게 밝혀내지 못하고 있다.

(3) 땅콩 - 토로페롤의 보고

땅콩에는 필수지방산과 단백질, 각종 비타민과 미네랄이 풍부하다. 땅콩의 원산지는 브라질로 북미를 거쳐 유럽, 중국, 우리나라로 전파되었다. 우리나라는 땅콩이 중국에서 왔다고 해서 호콩, 남경두라고도 불렀으며 중국 사람들은 땅콩이 정력에 좋다고 하여 장생과나 화생이라고도 했다. 땅콩을 대수롭지 않게 생각하는 우리나라와 달리 중국에서는 과자를 만들 때도 모두 땅콩기름을 사용하며 미국에서도 영양식 재료로 많이 이용한다.

젊을 때 땅콩을 많이 먹으면 여드름이 많이 생기는데 그만큼 지방이 많다는 뜻이다. 노인의 경우 땅콩을 찧어서 물을 넣고 죽처럼 끓인 후 설탕과 소금으로 간을 해 먹으면 변비가 사라지면서 피부가 윤택해진다. 일반적으로는 땅콩을 속껍질째 소금물에 담갔다가 그대로 씹어 먹으면 된다. 겉껍질째 찜통에 넣어 쪄서 먹어도 좋다.

땅콩을 보관할 때 습한 곳에 두면 곰팡이가 생기므로 주의해야 한다. 과거 영국의 칠면조 사육장에서 곰팡이가 생긴 땅콩을 사료로 주었다가 수만 마리가 전멸했다는 기록이 있다. 그만큼 땅콩에 생긴 곰팡이는 독성이 강하다.

(4) 참깨 - 정력식품 중 으뜸

『신농본초경』에 보면 "참깨는 허약과 오장을 보하고 기력을 돕는다. 또한 살이 찌고 두뇌를 좋게 하며 사기와 풍한을 다스린다"고 기록되어 있다. 《동의보감》에서는 "이 세상에서 사람의 생명을 기르는 것은 오로지 곡식뿐이다"라고 강조하며 몸을 보하는 곡식에 대해 기술하고 있는데 이중 가장 먼저 다루어진 것이 바로 참깨다.

참깨에 풍부하게 함유된 단백질은 거의 글로불린으로 아미노산의 조성이 우수하다. 참기름을 구성하고 있는 지방산도 올레인산, 리놀산, 아라키돈산 등의 필수지방산이다.

예부터 우리 조상은 몸이 허약해진 사람이나 환자에게 깨죽을 즐겨 먹였다. 한마디로 참깨는 정력식품이자 건강식품인 것이다. 정력제로서 먹을 때는 흰콩과 대추, 참깨를 함께 쪄서 말린 후 단자로 만들어 먹으면 좋다.

(6) 더덕 - 산이 선물하는 귀한 약재

산에서 자생하는 더덕은 도라지와 더불어 우리나라의 특산물이다. 고려시대 때부터 나물로 먹었다는 기록이 있다.

더덕은 도라지보다 향기롭고 살이 연해 도라지보다 더 귀하게 취급받는다. 더덕을 이용한 요리로는 더덕구이, 더덕무침, 더덕장아찌 등이 있다. 더덕뿌리 중 매끈하게 쭉 빠진 것을 수컷이라 하고 통통하면서 잔뿌리가 많이 달린 것을 암컷이라고 하는데 요리에서는 수컷 더덕이 더 인기가 있다.

더덕은 특히 기관지와 폐가 약한 사람에게 좋다. 칼슘, 인이 풍부하고 사포닌 성분까지 들어 있다. 《본초강목》에는 "경기를 다스리며 한혈을 덜고 내장을 보하며 종독(腫毒)을 없앤다"고 기록되어 있다. 여자의 월경불순에도 효과가 있다.

(7) 마 - 최고의 한방 자양강장제

마는 예로부터 강장제로 애용되어 왔는데 인공으로 재배한 것보다 자생한 것이 훨씬 약효가 뛰어나다.

《동의보감》을 보면 "마의 뿌리는 허하고 지친 데 좋으며 여윈 것을 고치고 오로칠상을 보해주니 뿌리를 채취해 쪄서 먹든지 죽을 쑤어 먹어도 좋다"고 기록되어 있다.

《신농본초경》에는 "허를 보하고 한열과 사기를 없앤다"고 되어 있고, 《본초강목》에는 "신기를 증대시키고 비위를 튼튼히 한다"고 되어 있다. 또 《약용식물사전》에는 "한방에서 자양강장제 및 거담제로 쓰이며 민간에서는 식은 땀, 야뇨증 등에 쓰이고, 생으로 강판에 갈아서 종기에 붙이면 효과가 있다"고 기록되어 있다.

마의 성분을 분석해보면 전분, 당류(포도당, 과당, 설탕), 점액질(무친), 글루코사민, 타이로신, 로이신, 글루타민산, 아르기닌, 디아스타제 등이 함유되어 있다. 특히 디오스포닌이라는 사포닌이 있어 동맥경화증에 좋다.

마는 찌거나 죽으로 만들어 먹어도 되지만 말린 것을 불에 구운 후 가루를 내어 물에 타 먹는 것이 가장 효과적이다.

(8) 미나리와 샐러리 - 양기를 채워주는 채소

보통 생선찌개에 많이 곁들여 넣는 미나리는 사실 아무리 세월이 변해도 우리 식탁 위에 없어서는 안 될 채소다.

향긋한 맛으로 입맛을 돋우는 미나리는 특히 감기에 즉효다. 슬슬 몸살 기운이 느껴질 때 미나리로 국을 끓여 마시면 몸이 금방 훈훈해지며 땀이 나면서 감기가 물러난다. 한방에서는 미나리가 황달에 효과적이라고 했다. 열병을 앓고 난 다음 미나리를 달여 마시면 회복이 빠르다.

폐, 위, 장 등에 울혈이 생기고 열이 날 때, 잇몸에서 피가 나거나 코피가 나오는 경우에는 미나리를 생즙을 내서 마시면 즉효다. 이밖에 각혈이나 토혈에도 지혈 효과가 있고, 겨울철 몸이 찬 사람은 말린 미나리를 헝겊주머니에 넣어 목욕물에 넣은 후 그 물에 몸을 담그면 좋다.

한편 양식에 주로 곁들여 나오는 샐러리는 서양의 미나리로 보면 된다. 아삭아삭 씹히는 맛과 향긋한 냄새가 일품인 샐러리는 각종 비타민과 칼슘, 인이 풍부하게 들어 있는 채소다. 샐러리를 생으로 먹으면 식욕이 증진되고 변비가 사라진다.

(9) 당근 - 회춘을 불러오는 채소

당근은 의외로 좋아하는 사람이 별로 없지만 녹황색 야채(당근, 시금치, 호박) 중에서도 으뜸가는 것이 바로 당근이다. 당근에 들어 있는 카로틴은 체내에 흡수되면 비타민A로 변하는데 비타민A는 야맹증을 예방하고 성장발육을 도와주며 병균에 대한 저항력을 강화시킨다. 당근에는 비타민B2 복합체도 많이 들어 있는데, 비타민B2는 당질, 단백질, 지질 등의 대사로 에너지를 발생시키는 과정에서 매우 중요한 역할을 담당하는 물질이다. 만약 비타민B2가 부족하면 성장이 멈추고 피부염, 탈모증을 비롯해 항문에 염증이 발생한다.

당근에는 카로틴 외에도 철분, 칼슘 등의 미네랄이 많이 들어 있어 빈혈과 저혈압에 특히 좋다. 신장병에 유익한 이뇨작용까지 있어 부종에도 효과적이다.

다만 당근에는 비타민C를 파괴하는 효소가 들어 있기 때문에 다른 채소와 함께 먹어서는 안 된다. 또 당근에 들어 있는 영양소를 효과적으로 섭취하기 위해서는 기름에 볶아 먹는 것이 가장 좋다.

당근을 강장식품으로 먹으려면 매일 아침 당근 한 개와 사과 한 개를 껍질째 갈아 꿀을 넣어서 한 잔씩 마시면 된다. 장복할 경우 남성은 정력이 좋아지는 것을 느낄 수 있으며 여성은 피부가 매끈해진다.

(10) 토마토 - 남자를 늑대로 만드는 채소

미국에서는 토마토를 '늑대 사과'라고 부른다. 토마토에 다량으로 들어 있는 베타카로틴이 남성호르몬을 만들어내는 데 지대한 역할을 하기 때문이다. 토마토에는 철분과 비타민도 많이 들어 있다. 이밖에 라이코펜이라는 강력한 항산화성분이 함유되어 있는데, 이 물질은 전립선 질환을 예방하는 데 가장 큰 효과를 보인다. 남자라면 토마토다!

(11) 콩 - 장수의 비결

품종에 따라 약간의 차이가 있지만 콩에는 양질의 단백질과 지방, 천연 항상화물질, 스태미나를 촉진하는 토코페롤을 비롯해 비타민류와 칼슘, 칼륨, 철, 셀레늄 등의 미네랄이 풍부하게 함유되어 있다. 콩의 이점은 지금도 꾸준히 밝혀지는 중이다. 각종 암에 대해 저항력을 키워줄 뿐 아니라 장수의 비결로도 각광받고 있다. 다만 콩은 그냥 먹는 것보다 발효시켜서 먹는 것이 몸에 좋다. 된장과 간장을 애용한 한국음식이 우리 몸에 가장 좋은 이유 중 하나다.

(12) 은행 - 작지만 강한 해독제

가을이면 가로수길 아래 수두룩하게 밟히는 은행. 냄새는 고약하지만 노릇노릇하게 구운 은행은 술자리 안주로 인기 만점이다. 은행은 강정효과가 뛰어난 음식이다. 중독을 일으킬 수 있는 독성이 있으나 불로 가열하면 간단하게 제거된다.《본초강목》에 "은행은 익혀 먹으면 폐를 돕고 천식과 기침을 진정시켜 생으로 먹으면 담을 없애고 살충, 해독작용을 한다"고 기록되어 있다. 한방에서는 진해제로 사용되어 왔으며 어린이 야뇨증에 큰 효과가 있다.

3. 당신을 변강쇠로 만들어줄 음식 5가지

(1) 음양곽 - 정력제의 황제

　음양곽이라는 이름은 '음탕한 염소의 풀'이라는 뜻이다. 예부터 음양곽을 먹은 염소는 하루에 백 번씩 교미를 한다고 해서 붙여진 이름이다.

　음영곽의 주성분인 에페메딘은 체내에 들어가면 성욕을 왕성하게 하는 물질이다. 남성의 정액분비량을 많게 해준다. 여성의 자궁과 불감증, 불임증 등에 좋으며 머리를 맑게 해주기 때문에 건망증에도 최고다. 요통에도 좋다. 단 몸에 열이 많거나 입이 잘 마르는 체질은 삼가야 한다.

　음양곽에 대해 《동의보감》은 "허리와 무릎 쑤시는 것을 보하며, 남자가 양기가 부족하여 일어나지 못하는 경우, 여자의 음기가 부족하여 아기를 낳지 못하는 경우, 노인이 망령한 경우, 중년의 건망증이 심해진 경우, 음위증 등을 고치며 남자가 오래 장복하면 자식을 볼 수 있게 한다"고 기록하고 있다.

　음양곽은 가지 셋에 잎사귀가 아홉 개 달린 삼지구엽초를 말린 것으로 약재상에서 쉽게 살 수 있다. 약용은 잎사귀와 줄기를 말란 것인데, 하루에 4~12g 정도를 달여 먹거나 술에 담가 마시면 된다.

(2) 미꾸라지 - 친숙한 전통의 정력 식품

추어탕은 맛도 일품이지만 정력제로도 최고의 식품이다. 미꾸라지는 지방이 적은 대신 단백질이 많고 칼슘과 각종 비타민도 듬뿍 들어 있다. 미꾸라지는 뼈째 먹는 것이 포인트다.

(3) 굴 - 카사노바의 정력제

희대의 정력가 카사노바가 여자들을 만나러 가기 전 반드시 먹었다는 음식이 바로 이 굴이다. 발자크, 나폴레옹, 비스마르크 등도 굴을 유독 좋아했다는 기록이 있다. 바다의 우유라고 불리는 굴에는 아연이 10mg이 들어 있다.(보통 남성이 한 번 사정할 때 소비하는 아연은 5mg이다)

남자에게 아연은 절대적으로 필요하다. 아연이 부족하면 남성호르몬의 분비가 줄어들고 정자의 수 역시 감소한다.

굴을 먹는 시기는 9월부터 그 이듬해 4월까지이다. 5~8월의 굴은 산란기인 데다 베네르빈이란 독성을 갖게 되므로 먹지 말아야 한다.

굴에는 아연뿐 아니라 각종 비타민이 풍부하고, 간장을 보호해주는 그리코겐과 미량의 미네랄 원소가 들어 있다. 또한 철분이 100g당 8mg이 들어 있어 빈혈에도 좋다. 헤모글로빈을 만들기 위한 철과 구리는 물론 요오드도 들어 있어 갑상선 질환을 예방해준다.

(4) 낙지 - 오묘한 생태의 바다 식품

낙지의 수컷은 여덟 개의 다리 중 오른쪽에서 세 번째 다리가 생식기다. 낙지의 수컷은 그 세 번째 다리를 암컷의 몸에 깊숙이 집어넣은 후 잘라낸다. 그렇게 암컷의 생식기에 들어간 낙지의 세 번째 다리가 계속해서 정자를 내보냄으로써 수정을 하는 것이다. 수컷 낙지는 다리가 일곱 개밖에 없는 이유다.

《본초강목》에 "낙지는 위장을 튼튼히 해주고, 오장을 편안하게 해주며, 보혈 강장효과가 있고, 근육을 강하게 하고, 뼈를 튼튼하게 하며, 허로에 좋다"고 기록되어 있다.

낙지는 껍질을 벗기고 먹물주머니를 제거한 다음 끓는 물에 살짝 데쳐 먹어도 좋고, 산채로 썰어 초고추장에 찍어 먹어도 좋다.

(5) 인삼 - 한방 최고의 보약

인삼은 오랜 옛날부터 신비의 영약으로 인정되어 왔다. 인삼의 학명은 '파낙스(Panax)' 인데, 그리스어로 '만병통치약' 이라는 뜻이다. 지금까지 밝혀진 인삼의 효능은 심장강화, 항암작용, 간 기능회복, 스트레스 해소, 동맥경화 예방, 혈액 생산, 정력증진, 피부미용, 두뇌활동 촉진, 당뇨병 예방 및 개선, 고혈압 예방 및 개선, 알레르기 질환 개선, 류머티즘 개선, 갱년기 장애 개선, 알코올중독 치료 등 무수하다.

인삼은 주로 보약으로 조제하여 쓰지만 최근에는 인삼차, 인삼정(엑기스), 인삼드링크제 등 건강식품이 개발되어 있어 시중에서 쉽게 구할 수 있다. 다만 인삼은 체질에 따른 부작용이 있기 때문에 복용 전에 먼저 전문가와의 충분한 상담을 거쳐야 한다.

다음은 《신농본초경》에 기록된 인삼칠효설, 즉 인삼의 일곱 가지 효능이다.

1) 원기를 보하고 허탈을 다스린다.
2) 혈액을 만들어내고 맥을 정상적으로 유지시킨다.
3) 마음을 편안케 하고 정신을 안정시킨다.
4) 진액을 생성하고 갈증을 없앤다.
5) 폐를 보하고 천식을 가라앉게 한다.
6) 위장을 튼튼하게 하고 설사를 멎게 한다.
7) 독을 없애고 종기를 낫게 한다.

4. 우리가 미처 몰랐던 정력 식품들

(1) 포도씨

포도 알 자체에도 소화기능을 돕고 이뇨작용의 효과가 있지만 한방에서는 특히 씨를 강장제로 귀하게 사용한다.

포도 씨에는 지방유가 15~20% 들어 있는데 주성분이 리놀산, 글리세린, 스테아린, 팔미틴 등이다. 《약용식물사전》을 보면 "붉은 포도주는 흥분성 음료로서 모든 쇠약과 허탈증에 좋으며, 씨를 볶아서 가루로 만들어 먹으면 발기부전을 치료하는 효과가 있다"고 기록되어 있다. 다만 포도 씨는 그냥 먹었을 때 소화가 되지 않는다. 포도 씨를 따로 모아 달군 프라이팬에 볶은 후 가루로 빻아 꿀에 재어 먹으면 강장용 음식으로 더할 나위가 없을 것이다.

(2) 호박씨

마른과류 중에 인이 가장 많이 들어 있는 것이 바로 호박씨다. 인은 미네랄 성분이 요도에서 응고되는 현상을 방지하고 몸 밖으로 원활하게 배출되도록 도와주기 때문에 신장결석 예방에 효과적이다. 요도를 부드럽게 해주는 만큼 발기력 향상에도 좋다.

(3) 율무

보통 '성욕감퇴제'로 알려져 있는 율무는 사실 건강식품이자 자연강장제이다. 율무는 자양강장에도 효과가 크지만 이뇨건위제로도 좋으며 피부 알레르기에도 효과가 있다. 율무를 장기 복용하면 정신이 맑아지고 피부가 윤택해지며 소화불량이 개선된다. 이밖에도 율무에는 항암작용과 함께 소염진통 효과가 있으며 백혈구를 증가시킨다. 류머티즘과 신경통에도 큰 효과가 있다.

《본초강목》에 율무쌀은 비장을 튼튼하게 하고 위와 폐를 보한다고 했다. 건강식으로는 쌀 70%에 율무쌀 30%를 섞어 먹으면 좋다. 율무쌀은 단단하기 때문에 밥을 짓기 할 준에는 물에 담가두어야 한다.

(4) 감식초

여성들의 다이어트 보조음식으로도 인기가 있는 감식초는 사실 옛날부터 남성 불임치료에 쓰였던 음식이다. 특히 자손이 귀한 집에서는 대대로 감식초를 만들어두었다가 먹었다.

감식초에는 정액을 충실히 하는 작용이 있다. 시중에 나와 있는 것도 많지만 직접 만들기도 어렵지 않다. 양조식초에 감을 잘게 썰어서 보름만 절이면 된다. 이 식초를 야채 요리에 듬뿍 뿌려 먹거나 매일 아침저녁으로 한 숟갈씩 음복하면 된다.

5. 나이에 따라 먹어야 할 정력 보양음식

(1) 20대의 롱 - 타임을 위한 최고의 식품

〈달걀요리〉

사람이 흥분하거나 긴장할 때 가장 먼저 소진되는 것이 바로 비타민B다. 달걀엔 이 비타민B가 풍부해 침대 위의 남자를 차분하게 진정시킴과 동시에 성급한 사정을 막아준다. 달걀프라이건 스크램블 에그건 삶은 달걀이건 어떤 것이든 괜찮다.

〈바닐라아이스크림〉

침대 위의 20대 남성에게 인내심과 담대함은 물론 지구력까지 길러주는 최상의 음식이다. 아이스크림에는 다량의 칼슘과 인이 들어 있다. 두 가지 미네랄은 남성의 근육에 에너지를 저장시켜주고 성욕을 활성화시킨다. 또한 아이스크림 한 컵에는 약 200mg의 칼슘이 들어 있다.

미국 시카고의 후각미각 치료연구재단의 연구 결과에 따르면 남자들은 바닐라 향을 맡을 때 안정감을 느끼기 때문에 섹스 시의 불안감과 발기부전을 예방해준다고 한다.

(2) 30대의 현란한 테크닉을 위한 최고의 식품

〈간〉

어느 연구에 따르면 30대 남성이 매일 다량의 비타민A를 섭취하면 정자 수가 많고 훨씬 더 강렬한 성생활을 즐길 수 있다고 한다. 비타민A는 동물의 간에 많이 들어 있다. 동물의 간에는 비타민A뿐 아니라 정액을 생성하는 아연이 풍부하다.

〈복숭아〉

비타민C가 부족해지면 정자의 질이 떨어져 건강한 2세를 가질 수 없게 된다. 미국 텍사스대에서 진행한 연구에 의하면 비타민C를 하루에 최소 200mg 섭취한 남성은 보통의 남성보다 정자 수가 훨씬 많았다고 한다.

특히 비타민C는 정자들이 서로 뭉치는 것을 방지해주기 때문에 난자에 도달할 확률이 더 높다고 한다. 복숭아에는 비타민C가 특히 풍부하게 함유된 과일이다(복숭아 하나에는 성인이 하루에 필요로 하는 비타민의 두 배가 들어 있다). 맛도 좋다. 복숭아를 바로 먹지 말고 얇게 썰어서 냉장고에 보관해두면 비타민C가 더더욱 풍부해진다.

(3) 40대에게 잃어버린 감각을 되찾아주는 최고의 식품

〈블루베리〉

발기가 마음처럼 되지 않는 40대에게는 블루베리가 최상이다. 블루베리는 자연이 선물한 천연 비아그라이며, 체내에서 쉽게 녹는 섬유소가 들어 있어 콜레스테롤이 혈관 벽에 쌓이는 것을 막아준다. 혈관 수축을 막고 혈액순환을 원활하게 해주어 20대 못지않은 강한 발기가 가능해진다. 블루베리를 일주일에 3~4회 이상 먹으면 중년의 나이라 하더라도 열정적인 섹스를 할 수 있게 된다.

〈스테이크〉

식어버린 사랑의 불을 지피길 원한다면 근사한 스테이크집에서 외식을 감행하라. 단백질이 풍부한 스테이크는 뇌에 필요한 호르몬인 도파민과 노르에피네프린 수치를 높여 더욱 감각적인 섹스를 즐길 수 있게 해준다. 스테이크에는 아연이 풍부하다. 아연은 인체의 각성을 방해하는 성호르몬인 프로락틴의 생산을 감소시켜 성욕을 높여준다. 한마디로 살짝 익힌 쇠고기는 남성호르몬인 테스토스테론의 분비가 왕성해지도록 돕는다.

[정확하게 알아보기 5] 중요한 것은 음식보다 사랑이다

정력에 해가 되는 음식들은 다음과 같다.

모든 인스턴트식품, 모든 탄산음료, 모든 가공식품(특히 햄과 소시지), 모든 주스류(과일은 생으로 먹는 게 가장 좋다), 녹차, 매실, 산초가루를 넣지 않은 추어탕, 마늘을 넣은 보신탕, 겨울에 먹는 보리, 겨울에 먹는 수박 등이다.

우리 땅에서 나온 제철음식을 먹어야 한다는 것을 알면서도 좀처럼 실천하기가 쉽지 않다. 일과 생활에 쫓겨 인스턴트식품으로 허겁지겁 끼니를 때울 때가 많은 현대인들에게 까다로운 음식 리스트는 화만 돋우게 할지 모르겠다. 하지만 사실 좋은 음식을 먹는 것보다 중요한 것이 바로 사랑이다.

어떤 과학자가 토끼들을 몇 개의 그룹으로 나누어 수개월에 걸쳐 콜레스테롤이 높은 먹이를 주는 실험을 할 때였다. 아무리 시간이 흘러도 유독 몇 마리의 토끼들은 좀처럼 콜레스테롤 수치가 올라가지 않았다. 과학자는 그 토끼들이 나쁜 식습관의 영향을 받지 않는 이유를 찾을 수 없어 의아해했다. 뒤늦게 알고 보니 콜레스테롤 수치가 낮은 토끼들은 매일 토끼들을 관찰하고 내용을 기록하는 한 연구원이 유독 애정을 가지고 대하는 녀석들이었다. 그 연구원은 매일 몇 마리의 토끼들을 우리에서 꺼내 쓰다듬으며 귀여워해주고 놀아 주었다는 것이다.

똑같이 해로운 먹이를 먹었어도 사랑과 관심을 받은 토끼는 자신이 먹은 나쁜 먹이의 영향을 덜 받았음을 보여주는 사례다. 즉 건강을 좌우하는 것은 음식 그 자체보다는 그 사람이 받는 사랑과 관심인 것이다.

6부

운동으로 정력을 강화하는 비법은

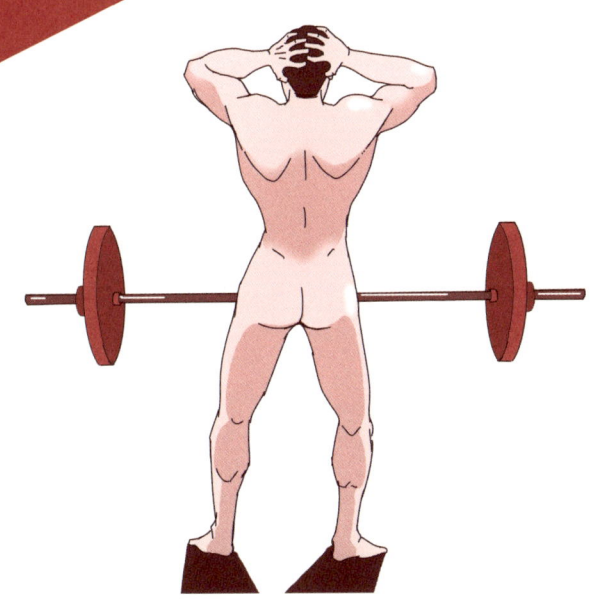

1. 집에서의 정력 강화 운동법

지금까지 강조해온 바대로 정력을 강화하는 데는 건강한 식생활과 운동만큼 좋은 보약이 없다. 정력을 강화하기 위한 운동이라고 해서 무슨 특별하고 거창한 것은 아니다. 지금부터 당신의 정력을 키워줄 핵심 운동 10단계를 소개하겠다.

⟨1단계⟩

1) 방바닥에 편안하게 앉아 긴장을 푼 다음 왼쪽 발목을 오른쪽 허벅지 위에 올린다.

2) 왼쪽발목을 왼손으로 잡고 오른손 엄지손가락으로 발바닥의 중간지점(용천-엄지발가락과 둘째발가락 아랫부분의 약간 움푹 들어간 곳. 발가락에 힘을 주어 구부렸을 때 오목해지는 곳이다)을 강하게 눌러준다.

3) 오른손 주먹으로 발바닥을 강하게 두드린다.

4) 발목을 바꾸어 2)와 3)의 동작을 반복. 양발 각 3분씩 해준다.

[효과] 신체의 기를 원활하게 해준다.

⟨2단계⟩

1) 양다리를 좌우로 넓게 벌린 후 무릎 안쪽부터 허벅지 안

쪽까지 주먹으로 가볍게 두드린다.

2) 손바닥으로 좌우다리 안쪽을 30여 회 반복적으로 강하게 쓰다듬어 올린다.

[효과] 성호르몬 분비를 촉진시켜 발기부전을 예방한다.

〈3단계〉

1) 다리를 둥근 원을 그리듯 구부려 양 발바닥을 마주 댄다.

2) 양손을 깍지 끼고 뒤통수에 댄 후 머리가 이마가 바닥에 닿도록 지그시 누르며 상체를 숙인다. 20여 회 반복한다.

[효과] 복근을 단련시켜주고 골반을 반듯하게 교정해준다.

〈4단계〉

1) 무릎을 세우고 앉아 양 팔을 쭉 펴 무릎 위에 얹는다.

2) 뒤로 쓰러지듯 누웠다가 허리와 등이 바닥에 닿음과 동시에 재빨리 상체를 일으켜 세운다. 머리는 바닥에 닿지 않아야 쉽게 반발력을 이용해 상체를 일으킬 수 있다.

[효과] 복근을 단련시켜줌과 동시에 내장기능을 활성화시킨다.

〈5단계〉

1) 천장을 향해 누운 후 양 발바닥을 엉덩이 쪽으로 최대한 끌어올리며 양 무릎을 붙여 세운다.

2) 양 발과 팔꿈치로 몸을 지탱하며 상체와 함께 엉덩이를

들어올린다.

3) 엉덩이와 허리를 무게 중심 기준으로 하여 좌우로 약 1분 정도 흔든다. 이때 케겔운동을 병행하면 더욱 좋다.

[효과] 복근을 단련시켜줌과 동시에 척추를 교정하고 요통을 예방해준다.

〈6단계〉

1) 반듯하게 누운 자세에서 양다리를 하늘을 향해 수직으로 세움과 동시에 양손은 등을 받쳐 균형을 잡아준다. 이때 목과 어깨에 힘이 갑자기 들어가지 않도록 주의한다.

2) 1)의 자세에서 자전거 페달을 밟듯이 양쪽 다리를 1분 동안 반복적으로 돌린다.

[효과] 내장 기능의 활성화와 함께 혈액순환과 피로회복에 좋다.

〈7단계〉

1) 바닥에 엎드려 누운 후 다리를 가지런히 모으고 양손을 엉덩이 위에 올린다.

2) 호흡을 깊이 들이마시면서 머리를 천천히 들어 올리며 상반신을 최대한 뒤로 젖혀준다. 이때 다리가 바닥에서 떨어지지 않도록 주의한다.

4) 최대치까지 허리를 뒤로 젖힌 상태에서 5초간 정지한다.

5) 호흡을 천천히 내쉬면서 상반신을 다시 바닥으로 내려 1)의 자세로 돌아간다.

6) 1~4)의 동작을 10회 반복한다.

[효과] 복근을 단련시켜줌과 동시에 요통을 예방해준다.

〈8단계〉

1) 바닥에 엎드린 자세에서 양 팔로 상체를 지탱하며 양발을 서로 마주붙인 채 천천히 뒤로 올린다.

2) 올릴 수 있는 최대치에서 5초간 정지자세를 취하면서 괄약근에 강한 힘을 줘 오므린다.

3) 괄약근의 힘을 서서히 풀면서 양다리를 천천히 내리는 것을 10여 회 반복한다.

[효과] 하반신 강화와 사정 조절 능력을 비롯해 원활한 성호르몬 분비와 조루 예방에 효과적이다.

〈9단계〉

1) 엎드린 자세에서 양팔을 좌우로 포개 그 위에 턱을 올려놓는다.

2) 허벅지에 힘을 주면서 왼발을 천천히 들어올린다. 이때 무릎을 구부리지 않고 발등과 다리라 일직선이 되도록 쭉 뻗어줘야 한다. 최대치의 높이에서 5초간 정지한다.

3) 왼쪽 다리를 천천히 내림과 동시에 오른쪽 발을 마찬가지로 최대한 위로 올린 다음 5초간 정지한다.

4) 양쪽 다리를 번갈아 10회씩 반복해서 올렸다 내린다.

[효과] 척추의 기능을 강화시키며 복근 및 하반신 근육을 단련시켜준다.

〈10단계〉

1) 양 발을 어깨 넓이로 벌리고 선다.

2) 양 팔은 밑으로 편안하게 내린 후 무릎을 가볍게 구부렸다 펴며 전신을 부드럽게 털어주듯 흔든다. 약 5분간 계속한다. 이때 발바닥이 바닥에 고정되어 있어야 하며, 몸속의 나쁜 독소가 먼지를 털어내듯 밖으로 떨어져 나간다고 상상해주면 된다.

[효과] 다양한 운동으로 긴장한 몸과 마음을 편안하게 안정시켜준다. 혈액순환 개선, 스트레스 해소, 피로회복, 심신 안정 등은 물론 피부 미용에도 효과적이다.

2. 정력을 키워주는 마사지 요법

발은 인체의 축소판이라고 할 수 있을 정도로 신체의 각 기관과 신경 및 혈관과 직접간접으로 연결되어 있다. 작은 발바닥 안에 우리 몸을 가로지르는 모든 노선이 지나간다고 생각하면 된다. 어느 호선으로든 갈아탈 수 있는 거대한 환승역이랄까. 수천 개의 신경과 혈관들이 거미줄처럼 얽혀 있는 발을 자극시키는 것만으로도 건강을 유지하고 정력을 증강하는 데 큰 도움이 된다.

발이 건강하지 않으면 정력까지 떨어진다. 정력과 건강을 위해서라도 항상 발바닥을 마사지하여 발바닥의 순환을 촉진시키자. 발바닥 마사지는 뭉치고 막힌 기와 혈의 순환을 풀어주기 때문에 전신피로가 풀리는 것은 물론 발기력도 좋아진다. 하반신의 혈액순환이 좋아지므로 지구력이 향상된다.

마사지 방법도 간단하다. 맨발로 자갈길을 밟거나 지압슬리퍼를 신는 것만으로도 좋은 자극이 된다. 스스로 발바닥을 쓸듯이 문지르는 것도 도움이 된다. 이렇게 하면 자율 신경을 자극되므로 간뇌를 중추로 하는 불수의근(不隨意筋)의 운동이 활발해지고 여러 가지 신경계가 활성화되는 것을 실감할 수 있을 것이다.

물론 무턱대고 주물러대는 것만으로는 최상의 효과를 보기는 어렵다. 효과적인 발바닥 마사지를 하려면 먼저 따뜻한 물로 발을 씻어 긴장을 풀어준다. 소금물에 발을 10분 정도 담근 후 각질을 제거해주는 것도 좋다. 아무튼 발을 깨끗하게 씻어서 말리는 것이 제1단계다.

마사지를 시작하기 전에 주의할 점으로 식후 한 시간 반이 지난 후에 마사지를 해야 한다. 또 한 부위만 집중적으로 5분 이상 지압하는 것도 안 된다. 마지막으로 발바닥 마사지가 끝난 후에는 발을 따뜻하게 해줘야 한다. 질병이 있거나 극단적인 피로 상태에 있을 때에도 발 마사지는 피하는 것이 좋다.

생식기와 연결된 부위는 발 바깥쪽 뒤꿈치 부분이다. 지압봉으로 아래에서 위로 강하게 긁어주듯 4~5회 반복해서 자극시켜준다. 특히 뒤꿈치 안쪽은 전립선과, 뒤꿈치 바깥쪽 부분은 고환과 연결되어 있다.

피로 회복에 좋은 혈은 발바닥에 있는 용천혈이다. 특히 이 부위는 내분비호르몬 기능을 관장하는 신장과 연결되어 있다. 지압봉으로 4초 이상 서너 차례 지그시 눌러 주면 노폐물 배출과 피로 해소에 도움이 된다.

지나친 과음으로 인해 간 기능에 문제가 있을 때에는 네 번째 발가락 밑 부분을 자극한다. 이 부위는 간과 연결되어 있다. 각각 4초 동안 3~4회 반복해서 자극하면 간 기능 회복에 효과적이다.

그 밖에 발가락별 관련부위의 마사지 효과는 다음과 같다.

(1) 엄지발가락은 머리와 간

엄지발가락에 반점이 생기면 뇌에 이상이 생겼다는 신호이다. 과음 등으로 간이 상한 경우에는 엄지발가락의 색깔이 변하고 발가락 부위가 쉽게 부어 오르기도 한다.

엄지발가락의 뒤쪽은 배와 관련이 깊으므로 이 부위를 자극하면 배의 통증 제거, 가스 소통에 매우 효과적이다. 두통이나 어깨, 목이 결릴 때에 이 부위를 자극하면 증세가 호전된다. 매일 엄지발가락 부위를 5분가량, 발바닥 전체를 4~5초씩 3~5회 지압하면 고혈압 예방에 도움이 된다.

(2) 둘째 발가락은 위 등 소화기관

두 번째 발가락 끝이 퉁퉁 붓거나 주름이 접히면 위에 이상이 생겼다는 신호로 본다. 변비, 당뇨, 코막힘, 눈의 피로와도 연관된다. 식중독에 걸렸을 때 두 번째 발가락의 목 부분을 문질러주면 효과가 있다.

(3) 셋째 발가락은 심장

가운데 발가락을 자극하게 되면 순환계의 움직임이 좋아지고 가슴이 두근거리거나 숨이 차는 증상이 호전된다.

(4) 넷째 발가락은 담낭

 소화기능 저하, 배에 가스가 찼을 경우, 수영하다가 장딴지에 쥐가 나거나 손발이 저릴 때 네 번째 발가락을 문지르거나 당겨주면 금세 호전된다.

(5) 새끼발가락은 신장과 방광

 새끼발가락을 문질러주면 빠른 시일 내에 효과를 볼 수 있는 반면, 작은 뇌라고 불릴 정도로 뇌와 연결되어 있으므로 시험공부, 장기간의 정신활동 후에 자극해주면 피로 회복에 좋다.

3. 정력 증진에 좋은 간단 요가

(1) 소머리자세

무릎을 꿇은 자세에서 오른쪽 팔꿈치를 위에서 밑으로 구부리고, 왼쪽 팔꿈치는 밑에서 위로 구부려 등 뒤에서 두 손을 맞잡은 후 숨을 내쉬면서 오른쪽 팔꿈치를 뒤로 젖힌다. 이때 가슴을 펴고 고개를 돌려 오른쪽 팔꿈치를 바라본다.

좌우 교대로 반복하되 자세가 부자연스러운 쪽은 3회 이상 해준다.

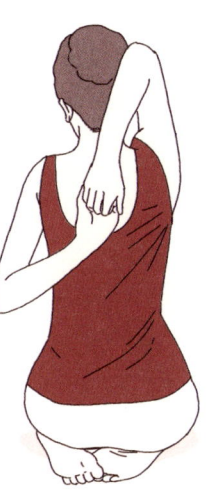

[효과] 체내의 수분을 조절해 신장 기능을 강화시킨다. 즉 생명력을 증진시키고 성적 에너지를 조절해 이상에너지의 소모를 막아준다. 해부학적으로는 등의 견비통을 해소하고 엉덩이의 골반을 교정해 치질을 예방하며 항문부의 울혈을 제거해준다. 여성들의 경우 가슴 라인을 아름답게 해주는 요가 방법이기도 하다.

(2) 메뚜기 자세

바닥에 이마를 대고 엎드린 자세로 붙이듯 일직선으로 엎드리고 양손은 손바닥이 바닥에 닿도록 다리 아래에 놓는다. 턱을 바닥에 붙이고 천천히 숨을 내쉬면서 두 다리를 천천히 들어올린다. 할 수 있는 만큼 한껏 위로 올린 상태에서 정지 상태로 버틴 후 천천히 숨을 내쉬며 처음의 자세로 돌아온다.

주의할 점은 다리를 구부리지 말고 골반을 올리는 기분으로 곧게 위로 올려야 한다는 것이다. 메뚜기 자세가 너무 어렵다면 익숙해질 때까지 한쪽 다리씩 번갈아 들어 올려도 좋다. 심장에 문제가 있거나 고혈압 환자인 경우 위험할 수 있으니 피한다.

> [효과] 양 다리를 들어 올리면 흉추 11번과 12번 사이의 신장을 자극시켜 수분대사를 돕는다. 인체의 70%는 물로 구성되어 있는 만큼 수분대사는 생명력과 직결되는 중요한 작용이다. 따라서 메뚜기 자세는 생명에너지를 채우고 생식력까지 강화해준다. 또한 내장의 자리를 바로잡아주며, 변비를 해소시켜준다. 폐와 간의 기능을 강화시켜주면서 하반신의 균형을 잡아주는 요가다.

(3) 단전강화 자세

바닥에 등을 붙이고 누운 자세에서 다리를 어깨 넓이만큼 벌린다. 양 손은 엄지손가락을 안으로 해서 말아 쥔다. 숨을 짧게 세 번 내쉰 후 상체를 약간 일으켜 아랫배를 두드린다. 이때 숨을 참고 아랫배에 힘을 주는 동작을 반복한 다음 숨을 내쉬면서 천천히 상체를 내린다.

[효과] 배꼽 아래의 단전을 강화시켜 인체의 중심이 아랫배에 모이게 한다. 심신이 통일되어 안정감을 갖출 수 있다.

(4) 에너지 소모 방지 자세

역시 바닥에 누운 상태에서 발뒤꿈치를 벌리고 엄지발가락은 마주 붙인다. 팔을 앞으로 뻗되 손등을 서로 마주 붙인다. 배가 불룩 솟아오를 정도로 숨을 크게 들이마신 후에 상체와 하체를 동시에 일으킨다. 이때 무릎이 구부러지지 않도록 주의해야 한다. 이 동작을 유지하는 동안 괄약근과 하체를 조여 숨을 멈춘 채 20초간 유지했다가 다시 2~3회 반복 후에 호흡을 조절한다.

[효과] 인체 에너지의 특성은 모이는 것보다 흩어지는 성질이 강하다. 이 자세는 에너지의 방출을 막고 복부에 탄력과 에너지의 응집력을 길러준다.

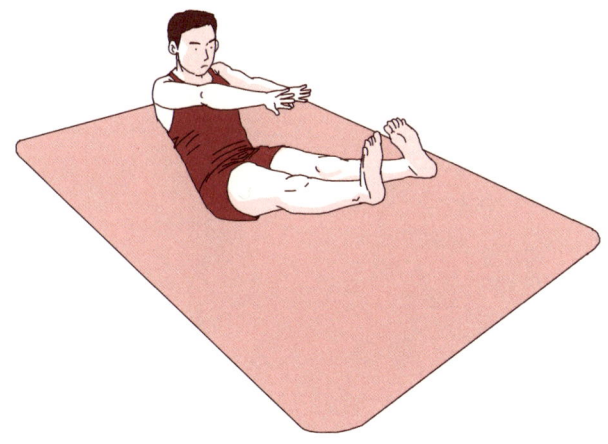

4. 정력을 위한 신통방통 지압법

(1) 스태미나 증강엔 지실(志室)을 공략하라

엉덩이 위쪽 허리 바로 아래에 위치인 지실은 족태양방광경에 속하는 혈로서 태어나면서부터 가진 체력의 강약을 판별하는 급소이다. 둘째 허리뼈 가시돌기의 아래 모서리와 같은 높이로 뒤 정중선에서 바깥쪽으로 손가락의 세 마디쯤 떨어진 곳이 위치한다.

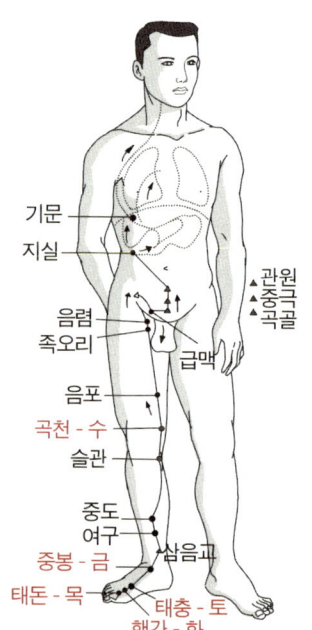

신장이 허해 쉽게 피로하고, 정력이 약해지고, 몸의 탄력이 없어지고, 겨울철 질환에 잘 걸리며, 모든 의욕이 떨어질 때 사용되는 급소가 지실이다.

특히 등과 허리통증, 오줌소태와 발기불능, 성욕이 없고 피로한 상태일 때 지압을 하면 효과가 있다.

(2) 정력을 강화하고 싶다면 관원(關元)을 지압하라

배꼽에서 아래로 9cm 떨어진 지점에 위치한 관원은 사람의 선천적인 원기를 관장하는 곳이다. 이 임맥은 또한 남녀의 생식기와 밀접한 관계가 있다. 따라서 관원은 성기질환 치료에서 가장 많이 활용된다. 특히 정력 감퇴, 쇠약중, 고혈압, 불면증, 냉증, 여드름, 두드러기 등에 이 급소를 활용하면 효과가 있다.

복부의 치골접합 바로 위에 위치한 급소 곡골은 부인병 치료에 효과가 있다. 또 배꼽과 치골을 잇는 선을 배꼽 아래 12cm까지 연장시켜 짚으면 급소인 중극이 있는데 이곳 역시 곡골과 마찬가지로 비뇨기 문제, 생식기 질병, 부인과 질병을 치료할 때 자주 활용되는 혈이다.

(3) 성욕이 감퇴되었을 경우 슬관(膝關)을 눌러주자

무릎 안쪽에서 5cm 아래로 내려온 곳에 위치한 슬관은 발바닥을 지나온 간의 순환계가 통과하는 지점이다. 슬관 바로 위에 급소인 곡천은 무릎이 쑤실 때 활용되는 혈인데, 특히 슬관을 함께 마사지할 때 중상에 큰 효과가 있다. 노화현상으로 현하게 나타나는 변형성슬관절중의 통증 역시 슬관과 곡천에 뜸을 뜨면 통증에 제거된다.

무릎의 통증은 남녀의 성욕감퇴에도 영향을 미친다. 여성의 경우 생리불순일 때 이 급소를 지압해주면 효과가 있다.

(4)발기불능일 경우에는 음곡(陰谷)을 지압하자

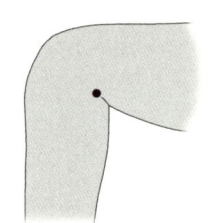

슬 관절(무릎에 있는 관절) 안쪽에 있는 음곡은 성기와 관련된 혈이다. 여성은 배가 붓고 냉이 심할 때, 남성은 발기불능일 때 이곳을 마사지하거나 지압하면 증상이 개선되는 효과가 있다.

또한 피로와 정력 감퇴에서 나타나는 무릎 경화증을 부드럽게 풀어주어 통증을 경감시킨다.

(5) 과로로 지쳤을 때는 노궁(勞宮)을 노린다

가볍게 주먹을 쥐었을 때 넷째 손가락 끝이 닿는 곳에 위치한 노궁은 수궐음심포경에 속한 침혈 이름이기도 하다. 과로로 인한 피로가 극심할 때 이곳을 집중적으로 눌러주자. 노궁은 중풍, 급격풍, 각종 출혈 등일 때 침과 뜸을 놓아 치료하는 혈이다. 류머티즘 관절염일 때도 이곳을 누르고 있으면 통증이 완화된다.

5. 부부가 함께 하는 스태미나 강화 운동

섹스는 부부가 함께하는 팀플레이다. 혼자서만 잘해봤자 금세 한계에 이르게 된다. 당연히 부부가 함께 노력하고 훈련할 때 성생활은 더욱 즐거워진다.

하지만 많은 부부가 마치 전쟁이라도 하듯 자신의 약점을 숨기려고 애쓴다. 자신의 즐거움은 무시한 채 상대방의 느낌에 과도하게 집착하는가 하면, 상대방의 반응은 안중에도 없고 자신의 욕구만을 채우기에 급급한 경우도 흔하다.

어떤 남성은 성관계를 갖기 전에 아내 몰래 자신의 페니스에 '칙칙이'를 뿌린다고 한다. 어느 날부턴가 조루증이 생겼는데, 아내에게 사실대로 말하는 것은 영 자존심이 상한다는 것이었다. 하지만 그는 당장의 자존심은 지킬 수 있는지는 몰라도 매번 성관계에 돌입하게 될 때마다 아내 몰래 준비해야 하는 상황에 크게 스트레스를 받고 있었다. 그래서야 과연 섹스를 즐겁게 맞이하고 여유롭게 즐길 수 있겠는가? 아니나 다를까 그는 이제 아내의 샤워소리가 무서워졌다고 했다. 상황을 개선시킬 기회를 그 스스로가 망치고 있는 형국이었다.

부부가 조화롭고 함께 즐거운 성을 만들어나가려면, 먼저 성에 관해 허심탄회한 대화가 필요하다. 자신이 좋아하는 것을 자연스럽게 요구하고, 싫어하는 것을 재치 있게 거절할 줄 알며, 자신이 지닌 약점이나 성 문제를 기탄없이 드러내 상대방의 협조를 얻어내는 태도가 성생활의 질을 높여나가는 데 있어서 무엇보다 중요하다. '백짓장도 맞들면 낫다' 는 속담은 부부의 섹스 라이프에 그야말로 꼭 들어맞는 말이다.

부부가 함께하면 지루하기 쉬운 운동이 즐거워지고 스트레칭 효과도 배가된다. 커플의 유대감이 커져 애정도 상승 무드를 타게 되며, 남녀 성에너지의 교환이 이루어져 몸과 마음이 조화롭게 건강해진다. 그야말로 부부가 함께 즐기는 가운데 건강해지는 웰빙 섹스가 되는 것이다!

step 1) 함께 쪼그려 앉기

하체를 단련하는 데 쪼그려 앉기만큼 좋은 것은 없다. 부부가 함께 쪼그려 앉으면 몸의 균형을 유지하기가 훨씬 쉽다.

① 두 발을 약간 벌리고 부부가 적당하게 떨어져 마주 선 자세에서 상대방의 어깨에 양손을 올린다.
② 둘이 같은 속도로 서서히 무릎을 굽히며 쪼그려 앉았다가 일어선다.
주의할 점은 앉을 때 상체를 앞으로 숙이지 말고 코끝이 발 밖

으로 벗어나지 않아야 한다는 것이다. 또 완전히 쪼그려 앉을 때까지 발뒤꿈치가 들려서는 안 된다. 만약 발뒤꿈치가 들린다면 처음부터 무리하지 말고 발뒤꿈치가 들리지 않는 선에서 앉는 자세를 취한다. 무릎에 관절염이나 신경통이 있는 사람은 가볍게 서서히 실시하면서 차츰 늘려 나간다.

step 2) 사각 스트레칭

사각 스트레칭은 고관절과 무릎, 발목 관절, 그리고 옆구리 근육과 팔 근육을 유연하게 풀어준다.

① 마주 보고 바닥에 앉아 서로의 눈을 응시한다.
② 등을 곧게 펴고 양다리를 앞으로 45° 각도로 펼쳐 서로의 양 발바닥을 마주 댄다. 이때 양다리를 바닥에 붙일 수 없으면 무릎 밑에 쿠션을 놓아도 좋다.
③ 서로의 손목을 단단히 잡고 여자가 허리부터 상체를 앞으로 천천히 숙인다. 가능한 한 등은 곧게 편 상태에서 상체를 숙이도록 한다.
④ 남녀가 번갈아가며 밀고 당기되, 앞으로 숙일 때 숨을 내쉬고 뒤로 당길 때 숨을 들이쉰다.
⑤ 10회 에 걸쳐 앞뒤로 스트레칭한다. 운동 후 관절이 충분히 풀리면 상체를 완전히 뒤로 젖혀서 등을 대고 눕고, 남자는 상체를 앞으로 완전히 숙여서 자신의 이마를 파트너의 넓적다리 사이 바닥에 댄다. 반대로 실시한다.

step 3) 백투백 메디테이션

남녀가 등을 맞대고 명상함으로써 음양의 기에너지를 교류하고 융합한다. 깊고 자연스러운 호흡을 하면서 서로의 에너지에 집중하면 남녀의 에너지가 서로의 척추를 타고 흐르며 하나로 융합되는 느낌을 얻을 수 있다.

① 서로의 등을 맞대고 편안하게 앉는다.
② 혀끝을 입천장에 대고 깊은 호흡을 자연스럽게 반복한다.
③ 서로의 호흡이 자연스럽게 하나가 되면서 상대방의 에너지를 느낀다.

step 4) 사랑의 만다라, 성 에너지 교환 의식

사랑 만들기는 육체적 접촉에 그치는 것이 아니라 두 사람의 마음과 에너지의 춤이 되어야 한다. 움직임, 호흡, 사랑의 소리, 냄새와 터치 등 섹스의 자연스러운 움직임들은 미묘하나 내면에서 강렬한 에너지를 일깨우고 강화시킨다. 서로의 손과 발이 맞닿은 상태에서 호흡과 상상력을 동원해 에너지를 의식적으로 순환시키면서 서로 에너지를 교류하자. 에너지 교류를 통해 남성과 여성의 이중성이 하나로 녹아들기 시작하면서 존재와 하나 되는 느낌에 도달하게 될 것이다.

① 척추를 쭉 뻗고 서로 반대 방향으로 눕는다. 한 사람이 상대방의 허벅지에 다리를 걸쳐 고리처럼 연결된 채 잠시 깊이 이

완한다.
② 상대의 발을 잡고 두 몸이 만다라(원형)를 만들며 순환하는 에너지의 바퀴가 된다.
③ 손바닥으로 상대의 에너지를 받아들이고 발로 상대에게 에너지를 전달한다.
④ 깊은 휴식과 조화로운 에너지 느낌이 들 때까지 충분히 이완과 에너지 교류를 즐긴다.

[정확하게 알아보기 6] 최고의 마사지는 사랑의 섹스

평소 마사지를 자주 받아본 사람이라면 한 번의 마사지로 몸이 얼마나 달라지는지 느껴봤을 것이다. 그리고 지속적인 마사지가 몸 안에 긍정적인 변화를 일으킨다는 것도 체험했을 것이다. 태국 마사지, 중국 마사지, 경락 마사지, 스포츠 마사지 등등 마사지의 종류도 다양하다. 그렇다면 가장 최고의 마사지는 무엇일까? 놀랍게도 그것은 바로 섹스다.

사랑하는 남녀가 서로의 몸을 애무하는 일은 고급 스파에서 받는 마사지 이상의 효과가 있다. 서로의 체온을 느끼며 껴안고 있는 것만으로도 근골격이 튼튼해지고, 복부에 계속되는 마찰은 내장을 자극해 기능을 활발하게 해준다. 그래서 주기적으로 성관계를 가지면 소화불량이나 변비, 복부비만을 해소할 수 있다. 지속적으로 섹스를 하면 혈액순환이 좋아져 고혈압, 심근경색의 위험에서도 어느 정도 벗어날 수 있다.

어째서 섹스가 최고의 마사지 효과를 나타낼 수 있는 것일까? 그 비밀은 바로 서로의 몸을 '만진다'는 행위에 숨어 있다. 피부와 피부가 접촉하는 것만으로도 얻을 수 있는 효과는 실로 놀라운 것이다. 가장 유명한 연구 결과는 바로 심리학자 해리 할로우 박사의 원숭이 실험이다. 우리에 든 어린 원숭이에게 헝겊으로 만든 엄마 인형과, 철사로 만든 엄마 인형을 넣어주었다. 철사로 만든 엄마 인형의 가슴에는 헝겊 엄마에게는 없는 우유병이 달려 있었지만, 아기 원숭이는 대부분의 시간을 헝겊 엄마와 함께 보내고, 배가 고플 때만 잠깐씩 철사 엄마에게 다가가 우유를 먹었다는 것이다.

이와 연장선상에 있는 연구 결과로는, 어릴 때 부모와 충분히 접촉한 유아는 건강하게 자랄 확률이 높지만, 스킨십이 부족한 환경에서 성장한 유아는 허약해지기 쉬울 뿐 아니라 뇌의 크기도 평균보다 작다고 한다.

이러한 연구들이 말해주는 것은 동물이나 사람이나 '만진다'는 행위에서 애정을 느낀다는 사실이며, 이러한 애정이 신체적인 건강과 뇌 발달에까지 영향을 끼친다는 것이다.

서로를 많이 만져라. 어깨를 쓰다듬고, 껴안고, 등을 토닥여라. 누군가에게 사랑받는 몸은 저절로 예뻐지고 건강해진다. 사랑하는 법은 만지는 것이다. 스킨십은 몸에게 전하는 사랑의 언어다.

정력을 증진시키기 위해 우리가 배워야 할 것은 바로 복식호흡이다. 대부분의 사람들은 어깨와 가슴만으로 매우 얕게 호흡된다. 이런 얕은 호흡으로는 소량의 산소만 폐로 흡수된다.

7부

생활속에서 정력을 강화하는 방법은

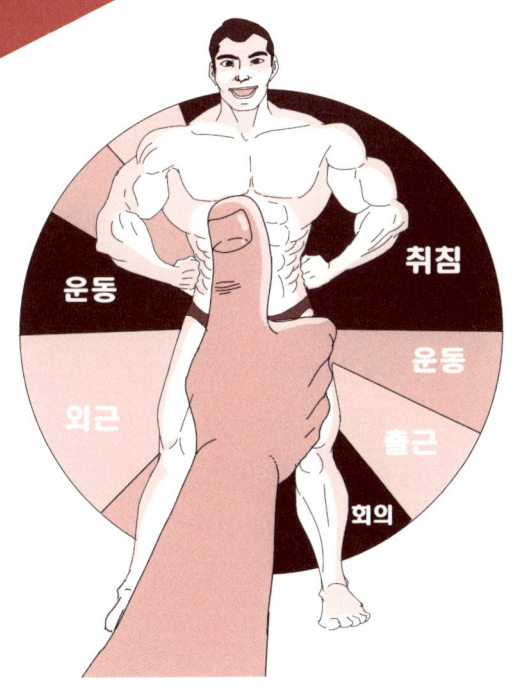

1. 정력을 강화시키는 호흡법

조금은 허황된 소리처럼 들릴지 모르겠지만, 사실 정력을 증진시키는 모든 길은 호흡을 제대로 하는 것에서 시작된다. 운동, 특히 요가를 꾸준히 하는 사람이라면 호흡이 얼마나 중요한지 잘 알 것이다. 노래를 전문으로 하는 사람도 첫 훈련은 제대로 호흡을 하는 법부터 배우는 것으로 시작된다. 비염이 있는 사람이나 코골이가 심한 사람은 하나같이 머리가 무겁고 만성피로를 느끼는데, 이것도 모두 호흡을 제대로 하지 못했기 때문이다.

호흡을 깊게, 제대로 하는 것은 우리 몸에 대한 지배력을 얻을 수 있는 통로일 뿐 아니라 마음을 다스리는 방법이기도 하다. 우리는 화가 나거나 초조할 때 마음을 진정시키기 위해 숨을 크게 들이쉬고 내뿜는 행동을 반복한다.

정력을 증진시키기 위해 우리가 배워야 할 것은 바로 복식호흡이다. 대부분의 사람들은 어깨와 가슴만으로 매우 얕게 호흡한다. 이런 얕은 호흡으로는 소량의 산소만 폐로 흡수된다. 갓난아기들은 누가 가르쳐주지 않아도 복식호흡을 한다. 자고 있는 아기를 관찰해 보면 아기의 배 전체가 오르락내리락하는 것을 볼 수 있을 것이다.

복식호흡은 폐 밑바닥에 고여 있는 공기를 빼내고 산소로 가득한 신선한 공기로 전환시켜 준다. 이것이 바로 가장 건강한 호흡 방식이다. 그러나 스트레스와 분노로 호흡이 짧아진 현대인은 우리가 태어날 때부터 가지고 있던 자연스럽고 건강한 호흡 능력을 잃어버렸다.

특히 분노가 치밀 때는 거의 숨을 쉬지 않는 것처럼 느껴진다. 극한의 공포의 순간에도 마찬가지다. 안도의 순간이 몰려온 후에야 우리는 숨을 크게 내쉬고 몰아쉰다. 반대로 행복하게 웃음을 터트릴 때 우리는 아기처럼 복부 깊숙이까지 숨을 들이마시고 내쉰다. 웃음이 건강에 좋다는 것은 웃음이 유발하는 건강한 호흡과도 무관하지 않을 것이다.

매일 몇 분씩 복식호흡을 연습하다 보면 당신의 몸은 스스로 깊은 호흡을 하는 법을 터득하게 된다. 익숙해지면 잠들어 있을 때조차도 몸은 자동적으로 깊게 호흡하게 된다. 복식호흡의 또 하나의 놀라운 점은 사정을 조절할 수 있게 만들어준다는 것이다. 더 나아가 오르가즘의 순간을 조절할 수 있게 해준다. 그럼 복식호흡의 구체적인 방법을 알아보자.

〈복식호흡 하기〉

1) 등을 곧게 펴고 발을 어깨 넓이로 벌린 채 의자에 앉는다.
2) 허리를 똑바로 세우고 앉되 어깨에서는 힘을 뺀다.
3) 코로 숨을 천천히 크게 들이마신다. 복부 아래 배꼽 부위가 공기로

> 부풀어 오르는 것을 느낀다.
> 4) 폐 속의 공기까지 배로 밀어내리는 느낌으로 배를 부풀린 후 배꼽을 척추 쪽으로 당기는 기분으로 아랫배에 힘을 줘 힘차게 숨을 내쉰다. 이때 페니스와 고환도 위로 당겨지는 느낌이 들 것이다.
> 5) 위의 과정을 18~36회 반복한다.
> [주의사항] 숨은 항상 코로 들이마시도록 한다. 그래야 공기 중의 먼지가 걸러지고 폐가 받아들이기에 무리가 없을 만큼 따뜻하게 데워진다.

만약 복식호흡이 어렵게 느껴지면 똑바로 누워서 몸의 긴장을 풀고 시도하는 것도 괜찮다. 누운 자세에서는 복식호흡이 훨씬 수월하게 이루어진다. 그마저도 감이 잡히지 않는다면 복식호흡 대신에 복식웃음을 훈련하자. 복식웃음은 복부 전체를 골고루 움직여져 뱃살 감소에도 효과가 있다.

복식웃음의 요령은 다음과 같다.

양 발을 넓게 벌리고 무릎을 약간 구부린 후 손으로 짚어 상체를 기울인다.(야구 심판의 자세를 떠올리면 된다) 긴장을 풀고 즐거운 일을 상상하며 배에 힘을 주어 크고 우렁찬 소리로 하하하하 웃는다.

웃음에는 묘한 힘이 있어서 억지로 웃으면 어느새 진짜로 웃게 되어 있다. 실제로 크게 즐거울 때 우리는 배를 쥐고 웃는다. 오랜만에 한참 웃고 나니 배가 아팠던 경험은 다들 한 번씩은 있었을 것이다. 실컷 웃고 나면 배가 땡기듯 아픈 이유는 평소에 쓰지 않던 근육을 사용했기 때문이다. 웃음은 그처럼 안 쓰던 근육을 활성화시키고 횡경막의 긴장을 이완시켜 정체되어 있던 다량의 에너지가 솟아나 온몸에 활력을 불어 넣는다. 그리고 그러한 활력은 결국 당신의 정력이 용솟음치는 원천이 될 것이다.

2. 정력을 키워주는 냉·온 목욕법

　예로부터 목욕은 건강 유지와 회춘에 큰 도움이 된다고 알려져 있다. 목욕은 혈액순환을 원활하게 해 신진대사를 촉진시키고 몸 안의 노폐물을 배출시키는 것은 물론 기분전환과 스트레스 해소에도 도움이 되기 때문이다. 그중에서도 회춘에 도움이 되는 목욕법은 찬물과 더운물에 번갈아 몸을 담그는 방법이다. 더운물과 찬물을 오가면 피부가 수축 확대를 거듭하면서 탱탱해지고 혈액순환을 촉진시켜 몸 안의 노폐물을 배출시켜준다는 게 기본 원리다.
　방법은 간단하다. 냉탕과 온탕에 각각 1분씩 들어가 있기를 반복하는 것이다. 냉탕에서 시작하여 온탕과 냉탕에 번갈아 몸을 담갔다가 냉탕에서 마치는 것이 핵심이다. 만약 냉탕에서 시작하기가 힘이 들면 온탕에서 시작해도 무방하나 마치기는 반드시 냉탕으로 해야 한다. (냉탕의 온도는 14~15℃ 정도가, 온탕의 온도는 41~43℃가 적당하다.)

　냉·온욕법을 창안한 사람은 독일의 신부였던 세바스찬 크나이프(Sebastian Kneipp, 1821~1879)로 알려져 있다. 크나이프는 젊은 시절 폐결핵에 걸려서 죽음만 기다리던 처지였으나,

민간요법으로 내려오던 물치료법을 시도하여 기적적으로 건강을 회복한 사람이다. 이후 그는 치료 효과가 있는 목욕법을 연구하는 자연의학도가 되었고, 냉수와 온수에 번갈아 몸을 담그는 것이 건강을 증진시키는 데 효과적이라는 것을 발견하게 된 것이다.

특히 신장병을 앓고 있던 오스트리아의 귀족을 이 냉·온목욕법으로 치료한 이후로 크나이프는 유럽의 상류사회에서 유명세를 날리게 되었다. 그 후 유럽의 여러 왕가에서 그의 목욕법을 받아들였는데, 영국의 에드워드8세, 독일의 프레드릭 황제, 오스트리아의 엘리자베스 여왕이 대표적인 인물들이었다고 한다.

지금까지 알려진 냉·온목욕의 효과는 놀라울 정도다. 1년 내내 냉·온목욕을 계속하면 여름 더위와 겨울 추위에 대한 내성을 길러주어 감기에 들지도 않을 만큼 면역력이 강해진다. 아울러 림프액을 정화시키고 순환을 촉진하여 몸의 저항력을 높임으로써 더 이상 피로를 느끼지 않게 만들어줄 뿐 아니라 각종 신체적 이상을 극복할 수 있는 회복력을 길러 준다.

대장암을 앓던 어느 노인이 다른 요법과 함께 냉·온목욕법을 병행하여 수개월 내에 완치가 되었다는 실제 사례도 있다. 피부가 탱탱해져 외모가 젊어지는 것은 냉·온목욕법의 수많은 이점 중 하나일 뿐이다.

다음은 냉·온목욕시 알아두어야 할 사항들이다.

(1) 온탕에서는 가슴을 펴고 자세를 바르게 하여 가만히 앉아 있는 것이 좋으며, 냉탕에서는 손발을 움직이면서 스스로 건강이 좋아진다는 암시를 몸 안의 모든 기관과 세포에 전달하는 기분을 갖는 것이 좋다.

(2) 간질환 환자나 간경변증 환자 등은 냉·온목욕을 바로 시작해서는 안 된다. 명현현상이 너무 강하여 위험해질 수도 있기 때문이다. 먼저 풍욕을 3개월 정도 한 후에 서서히 냉·온목욕을 익혀 나가는 것이 좋다.

(3) 냉온 샤워를 할 때는 물을 맞으며 팔 다리나 가슴 등을 마사지하자. 샤워실에 공간적으로 여유가 있을 때는 등으로 물을 맞으며 1에서 20 혹은 30까지 카운트를 하며 허리를 구부렸다 펴는 운동을 하면 좋으나, 넘어지지 않도록 각별히 유의해야 한다.

냉·온목욕은 매일 하면 좋겠지만 사실 매일같이 목욕탕에 갈 수는 없는 노릇이다. 아쉬운 데로 찬물 샤워와 더운물 샤워를 번갈아 할 수도 있지만 제대로 하는 것 같지는 않다.

냉·온목욕의 목적이 정력 증강이라면 집에서 샤워를 하면서 할 수 있는 좀 더 간단한 방법이 있다. 바로 국부에 집중적으로 온수와 냉수를 바꾸어가며 끼얹기를 30~40회 되풀이해주는 것이다. 각각 20~30초씩 냉온마찰을 반복하다 보면 자연스레 발기가 일어난다. 성호르몬의 분비선이 왕성해지는 것이다. 강한 수압 샤워로 냉, 온수를 번갈아 분사하면서 손끝을 이용해 동그라미를 그리는 식으로 마사지하면 성력을 돋우는 데 효과적이다.

한의학에서는 아랫배가 처지거나 피부가 거칠면 신허증을 앓고 있는 것으로 진단하는데, 특히 신허증에 시달리는 사람은 정력이 약하다고 보았다. 음경에 대한 냉온수 샤워는 특히 이런 신허증에 효과가 있다.

또한 온탕에 들어가 앉아 손으로 고환을 감싸 쥐고 부드럽게 주무르면서 앞으로 잡아당기며 마사지를 해주는 것도 정력을 올리는 데 특효다. 고환을 마사지하면서 동시에 회음부를 부드럽게 자극하면 양기가 저절로 충만해져 원활하게 발기가 된다.

3. 정력을 보강해주는 전통주

술은 민족에 따라 종류도 다양하고 마시는 방법도 각양각색이다. 프랑스는 와인, 독일은 맥주, 영국은 위스키, 멕시코는 데킬라, 러시아는 보드카, 중국은 고량주, 일본은 정종, 우리나라는 막걸리가 대표적인 술이다.

술은 과음하면 독이 되지만 좋은 음식과 적당하게 마시면 때로 약이 된다. 특히 우리나라 사람들이 막걸리를 마시는 이유는 막걸리의 주재료가 밥이라 적당히 기운을 보해주면서 혈액순환을 왕성하게 해주기 때문이다. 마찬가지의 이유로 막걸리는 공복에 마셔도 속에 큰 무리가 없는 술이다. 최근에는 몸에 좋은 유산균이 풍부하다는 것이 새로 밝혀지기도 했다.

막걸리뿐 아니라 우리나라의 명문 있는 종갓집들은 특별한 약주를 담그는 비법이 대를 이어 전해져 내려오고 있다. 특히 집안 남자들의 부족한 부분을 보해주는 약이 첨가되는 경우가 많다. 그야말로 약주, 보양주인 것이다. 다음은 전통적인 약주를 소개해보겠다.

〈신선고본주〉

[효능] "흰머리를 능히 검게 변하게 하고 늙은 것을 돌이켜

아이가 되도록 한다"는 기록이 있을 정도로 묘약이다.

[재료] 우슬 300g, 백하수오 230g, 구기자 150g, 맥문동 75g, 천문동 75g, 당귀 75g, 인삼 75g, 육계 37.5g

[주조법] 위의 약재들을 잘 말려 가루로 만든 다음 찹쌀 20ℓ로 밥을 지어 누룩 2ℓ와 함께 버무려 넣는다. 이후로는 일반 술을 만드는 과정과 다를 게 없다. 완전하게 발효시킨 후 쉬지 않도록 저온보관하며 적당량 음주한다. 최근에는 국내 주류 브랜드가 전통 제조법으로 만든 신선고본주를 시장에 내놓아 화제가 되기도 했다.

〈오수주〉

[효능] 허약함을 보하고 오래 살게 하며 머리와 수염을 검게 한다.

[재료] 맥문동 300g, 생지황 75g, 구기자 75g, 우슬 75g, 당귀 75g, 인삼 37.5g, 차좁쌀 60g

[주조법] 재료들을 잘 말려 가루로 빻은 후 차좁쌀로 지은 밥에 누룩을 넣어 함께 버무린 다음 술을 담근다.

혹은 위 재료들을 달인 물에다 차조밥을 쪄서 누룩과 함께 버무려 담그기도 한다.

〈창포주〉

[효능] 몸을 가볍게 해주고 세월이 흘러도 늙지 않게 한다.

[재료] 창포뿌리 즙, 찹쌀

[주조법] 창포뿌리 즙으로 찹쌀밥을 지어 적당량의 누룩과 함께 버무려 술을 담근다. 창포뿌리 자체를 20도의 술에 담가 3개월이 지난 후에 마시는 방법도 있다.

〈송로주〉

[효능] 관절, 신경통, 허약한 다리 보강, 원기회복, 눈을 밝게 해주고 오래 살게 한다.

[재료] 생밤처럼 깎은 소나무 옹이, 멥쌀, 누룩

[주조법] 소나무 마디를 날밤처럼 깎은 후 멥쌀과 누룩을 섞어 담근다.

〈꿀술〉

[효능] 비위를 부해 소화기관을 튼튼하게 하고 허열을 해결한다.

[재료] 참꿀 1.2kg, 물 2000cc

[주조법] 꿀과 물을 끓여 찌꺼기와 거품을 걷어낸 후 잘 식힌 다음 누룩을 넣어 발효시킨다. 매일 3~4회씩 나무수저로 저어 발효시킨 후 복용하면 된다.

〈오미자주〉

[효능] 오래된 기침을 그치게 하고 정력을 돋워준다.

[재료] 오미자 600g, 찹쌀 3 *l*

[주조법] 오미자를 잘 말려서 대강 빻은 후 누룩과 함께 밥에 버무려 술을 담근다.

아름다운 붉은 빛깔의 오미자는 산골짜기에서 자라는 천연 비아그라라고 할 정도로 강장 효과가 탁월하다.

8~9월에 수확할 수 있는 오미자는 그 열매에 신맛, 쓴맛, 단맛, 짠맛, 매운맛 등 다섯 가지 맛이 모두 들어 있다고 해서 붙은 이름이다. 자양, 강장에 좋아 오래전부터 차와 술로 사랑받아왔다. 특히 저혈압과 신경쇠약, 심장병, 위장궤양에 좋은 것으로 알려져 있다.

4. 정력을 보강해주는 한방차

차를 즐기는 습관은 건강을 위해 매우 바람직하다. 정갈하게 몸가짐을 하고 차를 내리는 시간은 그 자체가 몸과 마음에 평화와 치유의 에너지를 불어넣는다. 꾸준히 마시면 노화의 시계를 거꾸로 돌려주는 한방차를 소개한다.

〈음양곽인삼육종용차〉

[효능] 간 기능과 신장 기능을 빠른 시간 내에 회복시켜주고 호르몬의 분비를 원활하게 도와주며 소화기능을 촉진시키는 한방차다. 피를 맑게 해주므로 혈액순환이 원활해지고 허약한 사람은 기운을 돋워주며 갈증이 생기는 것을 없애주고 담이 생기는 것을 막아준다. 몸이 젊어지고 기운이 솟는 대표적인 회춘차다.

[재료] 음양곽(삼지구엽초) 70g, 건삼(마른인삼) 40g, 육종용 20g

[차 마드는 법] 물 20 l 를 끓인 후 음양곽 70g을 넣어 10시간 정도 우려낸 다음 찌꺼기를 걸러낸다. 여기에 인삼과 육종용을 같이 넣어 다시 끓이되 끓기 시작한 후 10분 후에 불을 끈다. 맛과 향이 좋은 차가 완성되어 있을 것이다.

〈음양곽 두충차〉

[효능] 간과 신장을 정화해 피를 맑게 해주고 근육을 강하고 튼튼하게 만들어 주며 정액의 생산을 돕는다. 정력이 아주 허약한 사람한테 좋은 결과를 얻게 하는 차이다.

[재료] 음양곽(삼지구엽초) 100g, 두충(심을 뺀 껍질) 40g

[차 만드는 법] 물 20 l 를 끓인 후 음양곽 70g을 넣어 10시간 정도 우려낸 다음 찌꺼기를 걸러낸다. 두충에 술을 조금 넣어 진액이 없어질 때까지 볶은 다음 음양곽을 우려낸 물에 두충을 넣고 끓이는데 역시 끓기 시작하면 10분 정도 후에 불을 끄고 찌꺼기를 걸러내면 된다. 마실 때마다 따뜻하게 데워 꿀을 타서 마시면 좋다.

〈복분자두충황정차〉

[효능] 남자들에게는 몇 십만 원짜리 보약 이상의 아주 좋은 차이다. 꾸준히 마시게 되면 간, 신장, 심장, 폐를 튼튼하게 하고 근육을 강하게 길러주며 부족한 정액을 만들어준다. 또 전신의 피로를 빠른 시간 내에 풀어주므로 항상 젊음을 유지하게 되고 과로를 하더라도 자신도 모르는 사이에 피로가 풀리므로 몸의 피곤함을 모르고 살게 된다.

[재료] 복분자(산딸기) 30g, 두충(볶은 것) 30g, 황정(둘굴레) 20g

[차 만드는 법] 물 3 *l* 에 복분자와 두충을 주머니에 담아 물에 넣어서 물이 끓기 시작하면 10분 정도 후에 불을 끄고 찌꺼기는 건져낸다. 여기에 황정 40g을 넣어 10분 정도 끓이게 되면 구수하고 맛있는 차가 된다.

〈백출인삼산양차〉

[효능] 몸이 허약한 사람에게 좋은 차이다. 비위가 약한 것을 보하며 식욕을 돋우어 주며 갈증을 없애주고 피로를 예방하며 신장과 폐의 기능을 돕는다. 또한 기억력이 부족한 것을 살려주고 냉한 몸을 따뜻하게 만들어주어 허약한 몸을 튼튼하고 강한 체질로 만들어 준다.

[재료] 백출(삽출뿌리) 20g, 인삼(마른삼) 20g, 산약(산마) 40g

[차 만드는 법] 백출과 산약을 물 2 *l* 에 넣고 끓기 시작하여 10분이 되면 불을 끄고 찌꺼기는 건져낸 다음 인삼을 넣고 10시간 정도 달인 후 물이 줄어든 양만큼 다시 채워서 10분정도 끓고 나면 불을 끄고 인삼을 건져낸다. 약재를 건져내지 않으면 차의 맛이 나지 않기 때문에 찌꺼기를 꼭 건져내야 한다.

〈산약감인지황차〉

[효능] 양기가 부족하여 소변을 자주 보고 소화가 잘 안 돼 변비나 설사를 하는 사람에게 좋은 차다. 또 신체가 허약하여 기

침을 자주 하며 자기도 모르게 정액을 흘리는 사람에게 특효다. 신경이 예민하고 매사에 의욕이 없으며 허리가 아프고 남녀가 교합을 할 때 자신도 모르게 사정을 하고 만다. 이것을 치료하는 데 도움이 되는 차다.

[재료] 산약 20g, 감인 15g, 건지황 20g

[차 만드는 법] 산약, 감인, 건지황을 삼베주머니에 담아 물 2 *l* 에 넣고 15분정도 끓여서 찌꺼기를 건져 내면 구수하고 맛나는 차가 된다.

〈오미자금앵자차〉

[효능] 비위가 허약하여 소화능력이 부족한 사람은 신장기능이 떨어지게 되어 정력이 약해지기 마련이다. 이 차는 위액의 분비를 촉진시키고 장의 점막을 수축시켜 장을 보호하고 비허로 인하여 땀이 많이 나는 것을 치료한다.

[재료] 오미자 10g, 금앵자 30g

[차 만드는 법] 금앵자를 먼저 물 2 *l* 에 넣고 5분 정도 끓인 후 불을 끄고 3시간 정도 그대로 두었다가 찌꺼기를 건져낸다. 그 물에 오미자를 넣고 10분 정도 끓인 후 불을 끄고 오미자를 건져내면 된다.

5. 정력을 강화시키는 생활습관

(1) 걷는 것을 일상화하라

현대인들은 누구나 할 것 없이 걷는 데 인색하다. 현대인들이 온갖 질병에 시달리는 것은 어쩌면 걷기가 터무니없이 부족하기 때문인지도 모른다. 걷자. 틈만 나면 걷자. 점심을 먹으러 갈 때는 걸어갔다가 걸어서 오자. 버스 정류장에서 한두 정거장 전에 내려서 걸어가자. 걷기는 폐활량을 좋게 하고 하체근육을 강화시키며 혈압을 낮춰주는 것은 물론 발기력을 향상시켜준다.

(2) 시골 밥상을 먹어라

전통적인 상차림, 된장찌개, 각종 나물, 오곡밥 등 우리 조상들이 오랫동안 시행착오를 거치면서 만들어낸 음식은 그 자체가 훌륭한 보양식이다. 김치, 된장, 두부 등 우리가 전통적으로 먹어온 음식들의 항암성과 항콜레스테롤 효능 효과는 이미 국제적으로 인정받은 바 있다.

(3) 음낭은 차디차게

예로부터 남성의 음낭은 차게 하는 것이 좋다고 했다. 음낭이 따뜻하면 정액의 생성이 활발하게 이루어지지 않는다. 냉수 목욕이 건강에 좋다는 것도 이와 관련이 있다.

(4) 속옷은 헐렁하게

트렁크 팬티는 아저씨 스타일이라고 질색할지 몰라도 건강을 위해서라면 삼각팬티를 피해야 할 일이다. 삼각팬티는 보기엔 멋스러울지 몰라도 고환의 온도 조절을 힘들게 해서 정자 생산을 둔화시키고 더 나아가 고환을 병들게 할 수 있다. 고환을 신선하고 젊게 유지하려면 사각팬티를 입어라. 물론 더 좋은 것은 노팬티다.

(5) 성관계를 자주하라

남성의 정액은 마치 끝없이 솟아나는 오아시스와도 같다. 물론 과도한 성관계는 정력에 좋지 않지만, 적당한 성교는 건강한 육체를 유지할 수 있는 최고의 비결이다. 게다가 성교를 하지 않으면 않을수록 그만큼 정력은 감퇴된다. 자연스럽고 건전한 관계야말로 건강하게 젊음을 유지하는 으뜸 비결이다.

(6) 쉬지 말고 혀를 움직여라

침을 자주 삼키면 건강에 좋다. 동서고금을 막론하고 전해지는 건강 비결이다. 타액 속의 성분은 소화기능을 촉진시켜줄 뿐만 아니라 회춘의 비타민이라고 할 정도로 인체에 좋은 영향을 끼친다. 업무를 하거나 걷거나 텔레비전을 보며 휴식을 취하는 동안 입 안의 혀로 입천장과 잇몸 구석구석을 핥으면 침이 나온다. 이침을 그대로 삼키면 건강을 유지하는 데 도움이 된다.

[정확하게 알아보기 7] 때와 장소를 가리지 않고 할 수 있는 최고의 정력강화, 케겔 운동

케겔운동은 1940년대 미국의 산부인과의사 아놀드 케겔(Arnold Kegel)이 출산이나 노화로 인해 늘어진 골반 근육을 강화시켜 여성의 요실금을 치료하기 위해 개발한 운동이다. 그러나 이 운동이 성감을 촉진시키는 데 효과가 있다고 밝혀지면서 요실금 치료는 물론 남녀의 성기능을 향상시키는 운동으로 널리 퍼지게 되었다.

1. 케겔운동, 어디에 좋은가?

남성 케겔운동은 PC근육을 단련하는 운동이다. 소변줄기를 끊거나 항문괄약근을 조이는 느낌으로 몸에 힘을 줘 훈련한다. 사실 케겔운동은 최근까지 여성의 전유물처럼 여겨졌다. 그렇다면 왜 남성도 해야 할까? 지금 당장 케겔운동을 시작해야 할 이유를 소개한다.

1) 발기 능력과 사정력이 좋아진다

발기 능력은 음경에 혈액이 유입되는 양에 따라 결정되는데, PC근육을 단련하면 음경에 고인 혈액을 효과적으로 가두어 강직도와 발기 시간을 향상시킬 수 있다. 따라서 케겔운동은 발기부전을 겪는 환자에게 많이 권장된다. 영국의 연구팀이 6개월 이상 발기부전을 겪고 있는 환자에게 매주 5회씩 케겔운동을 시킨 결과, 40%가 정상적인 발기기능을 회복했고 35%는 발기기능이 개선됐다.
PC근육을 단련하면 정액을 분출하는 압력도 높아진다. 조루 증상을 완화하는 데도 확실한 효과를 보인다.

2) 다양한 배뇨장애 개선에도 효과적

나이 들면 남성도 요실금이 생길 수 있다. 요실금은 PC근육의 수축력이 떨어져 소변이 새는 증상이다. 케겔운동을 꾸준히 하면 PC근육이 단련돼 요실금을 예방하고 증상을 완화시킬 수 있다. 특히 전립선암 수술을 받은 환자는 PC근육의 수축력 약화로 요실금이 생기기 쉬운데, 이때도 케겔운동을 권장한다.
소변 줄기가 약한 사람도 케겔운동을 하자. 소변줄기가 약해지는 증상은 방광 탄력이 떨어져 나타난다. 방광 탄력이 약해지면 배뇨 시 방광이 소변을 끝까지 짜내지 못해 잔뇨가 생기고, 소변을 자주 보게 되는 빈뇨 증상이 나타난다. 케겔운동은 떨어진 방광의 탄력도 회복시킨다.

2. 케겔운동, 어떻게 하는가?

케겔운동을 하기 전 PC근육이 어디쯤에 있는지 정확히 체크하자. PC근육은 소변 줄기를 끊을 때 사용하는 근육으로, 소변을 볼 때 일부러 소변 줄기를 끊어 보며 PC근육의 위치를 확인한다.

1) 5초간 수축·이완, 점차 운동시간 늘려야

운동방법은 간단하다. 소변줄기를 끊거나 항문괄약근을 조이는 느낌으로 몸에 힘을 주자. PC근육을 5초간 수축했다가 5초간 이완하기를 4~5회 반복한다. 동작이 익숙해지면 시간을 늘려 10초가량 근육을 수축했다가 10초 동안 이완한다. 케겔운동 중에는 숨을 참지 말고 자연스럽게 호흡한다. 또한 몸을 움직이지 말고 오직 PC근육을 조이는 데만 집중한다.

케겔운동은 한꺼번에 많이 하는 것보다 매일 자주 하는 것이 좋다. 시간을 정하지 않으면 운동을 빼먹기 쉬우므로, 아침에 일어나 이를 닦으면서, 출근 도중에 또는 점심 식후 업무를 시작하기 전 등 나름의 패턴을 정해서 한다. 이 같은 방법으로 3~6개월 꾸준히 운동하면 효과를 볼 수 있다.

2) 주의해야 할 점들

소변을 보는 도중에는 케겔운동을 하지 말아야 한다. 소변을 보다가 PC근육에 힘을 주면 배뇨 후 요도에 잔뇨가 남아 요로감염 위험성이 높아진다. 전립선염이 있는 환자도 케겔운동을 피하자. 전립선염 환자는 빈뇨·절박뇨·야간빈뇨 등 방광 자극 증상을 동반하는데, 케겔운동은 전립선 내 압력을 증가시켜 증상을 악화시킨다.

얼마나 오래 시간을 지속할 수 있느냐에 집착할 것이 아니다. 당신과 당신의 파트너가 섹스를 하는 동안 충분히 만족스러웠느냐에 포커스를 맞춰야 한다.

8부
더 강해지고 싶은 남자들을 위한 시크릿

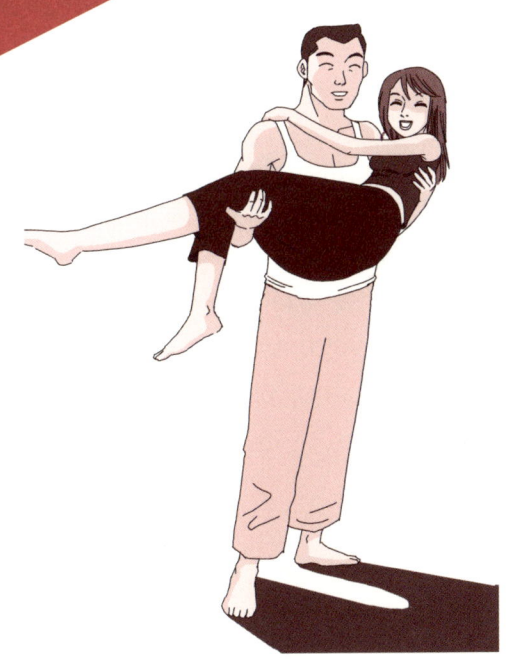

1. 조루도 치료할 수 있다

　남자라면 누구나 한 번쯤 '내가 조루는 아닌가?' 철렁한 순간을 겪었을 것이다. 특히 꼭 만족시키고 싶은 상대와 첫 관계를 치르는 순간 많은 남성들이 사정을 조절하지 못하고 급작스럽게 섹스를 끝내는 경우가 많다. 하지만 사실 진정한 조루는 없다. 이게 무슨 뚱딴지 같은 소리냐고? 자자, 일단 들어보시라. 나는 지금 많은 남성들이 종종 너무 빨리 사정해버려서 상대방을 만족시키지 못한다는 사실을 부정하려는 것이 아니다. 문제는 '너무 빨리' 사정하는 것에 있는 것이 아니라, '원하는 순간이 아닌데' 사정하는 것에 있다는 점을 강조하고 싶을 뿐이다. 즉 진짜 문제는 자신의 사정 시기를 임의대로 선택하고 조절하지 못하는 것에 있다는 것이다.
　실제로 국제 정신과협회도 "조루는 성행위 도중 사정과 오르가즘을 마음대로 조절할 수 있는 능력을 반복적으로 그리고 지속적으로 상실하여, 사정을 원하기도 전에 사정이 일어나는 경우"로 규정하고 있다.
　그러니까 얼마나 오래 시간을 지속할 수 있느냐에 집착할 것이 아니다. 당신과 당신의 파트너가 섹스를 하는 동안 충분히 만족스러웠느냐에 포커스를 맞춰야 한다. 먼저 '사정을 왜 늦추고 싶은가? 에 대해 생각해봐야 하는 것이다. 사정을 늦추고 싶은 이유가 자신의 쾌감을 오래 지속시키고 싶어서인지, 아니면 상대방을 만족시켜 주기 위해서인지를 알아야 한다.

대부분의 남성들은 후자에 속한다. 자신의 쾌감보다 여성에게 충분한 만족을 주기 위해 늦게 사정하고 싶어 한다. 여성이 만족해야 자신도 만족할 수 있고 여성이 행복해해야 자신도 행복해지기 때문이다.

그렇다면 여성이 만족하는 방법으로 성관계를 하는 것이 중요하다. 남성들은 오랫동안 삽입하는 것이 여성을 만족시킬 거라고 생각한다. 하지만 대부분의 여성들은 삽입 성교를 길게 하는 것보다 정성 가득한 애무를 오랫동안 받기를 원한다. 전희에서 세심한 애무로 오르가즘에 도달했다면 비록 조루로 인해 삽입시간이 짧다 하더라도 여성은 만족을 느끼게 된다.

따라서 남성들은 파트너를 만족시키고 싶다면 사정 시간을 늘리기 위해 조루 치료에 치중하는 것보다 애무에 더 공을 들이는 것이 좋다.

'사정을 늦추고자 하는 욕심만큼 애무시간을 늘리겠다' 고 작정하고 정성을 다해 파트너가 완전히 흥분의 도가니에 빠질 때까지 전희에 임해보자.

키스와 애무를 충분히 한 후 클리토리스를 집중 공략하면 그녀는 몇 번의 오르가즘을 느끼게 될 것이다. 이렇게 전희 과정에서 상대방에게 오르가즘을 충분히 느끼게 한 후 삽입 성교를 하면 삽입 시간이 짧아도 파트너는 만족을 느낄 수 있다. 파트너가 만족한다면 굳이 사정 시간에 연연할 필요가 없다.

어떤 경우에는 단 1분 만에 치러진 섹스만으로도 양쪽 모두가 극도의 오르가즘을 느낄 수 있다. 섹스는 단지 성기와 성기의 결합과 마찰로 이루어지는 게 아니라, 분위기와 교감, 여러 가지 상황적·심리적 요인들이 어우러지는 매우 복합적인 행위이기 때문이다. 그러니 몇 번 성급하게 섹스를 끝냈다고 해서 너무 좌절하지 마라. 만족스러운 섹스를 방해하는 가장 큰 요소는 바로 두려움이기 때문이다. 대개 빨리 사정하게 되는 것에는 신체적인 이유보다 심리적인 원인, 예를 들어 성병에 대한 걱정이나 발기가 실패하는 경우에 대한 공포가 작용했기 때문인 경우가 많다. 조루에 대한 걱정이 조루를 불러일으키고 조루를 지속시키는 것이다. 그러니 언제든 자신감을 잃지 않도록 노력하자.

다음은 사정을 참는 힘을 기르는 데 도움이 되는 일련의 훈련법이다. 이 훈련법은 당신 스스로 흥분을 조절하는 법을 가르쳐줄 것이다.

〈사정 조절법〉

먼저 파트너로 하여금 손으로 당신의 페니스를 자극하게 한다. 당신은 페니스의 감각에 주의를 기울이고 있다가 금방이라도 사정할 것 같은 순간에 멈추도록 한다. 이를 반복해서 절정의 순간을 감지하고 연기시키는 감각을 훈련한다. 여기에 어느 정도 익숙해지고 자신감이 생기면 여성 상위로 섹스를 시도하자. 움직임은 여성에게 맡겨도 당신은 몸의 감각에 계속 주의를 기울여야 한다. 물론 이때도 사정을 할 것 같으면 파트너를 멈추게 해 사정을 미룬다. 여기에 익숙해지면 다른 체위를 시도하면서 계속 조절하는 훈련을 하면, 급기야는 섹스를 도중에 멈추게 하지 않고도 서서히 사정 조절력을 키울 수 있게 될 것이다.

가급적이면 남성 상위의 전형적인 체위는 피하는 것이 좋다. 중력 때문에 성기 내의 혈액이 몰려 조절력을 유지하기가 훨씬 어려워지기 때문이다.

또한 파트너는 당신이 친밀감을 느끼는 편안한 사람이어야 한다. 당신을 격려하고 당신의 훈련을 적극적으로 지지하고 도와줄 수 있으면 더욱 좋을 것이다. 여성 또한 남성의 사정 조절을 도움으로써, 즉 본인이 능동적으로 몸을 움직여 섹스를 주도함으로써 쾌락을 위한 몸의 비밀을 좀 더 잘 깨우칠 수 있다면 금상첨화다. 파트너와 합심해서 이 훈련을 지속하면 당신은 파트너와 함께 사정을 무한정 미루면서 고감도의 오르가즘을 체험하게 될 것이다.

섹스에 대한 체험이 미숙할수록, 또 오랜만에 하는 섹스일수록 사정을 조절하기가 어려워진다. 사정 조절을 훈련하기 위해 자주 섹스를 하다 보면 자연스럽게 사정 조절력을 체득하게 되고 두려움도 사라지며 섹스의 참된 즐거움에 눈을 떠 더욱 자주 섹스를 하게 되는 선순환이 이루어진다. 그러니 할 수만 있다면 지금 당장 섹스하라.

〈조루가 정말로 심각할 때〉

심각한 조루 증세가 있는 남자는 대부분 두 가지의 해결방법을 선택한다.

첫째, 성관계를 피하는 것이다. 이것은 부부관계를 악화시키기 때문에 좋은 방법이 아니다.

둘째, 비뇨기과 병원을 찾는 것이다. 하지만 병원을 방문한다고 해서 모든 조루가 해결되지는 않는다. 귀두가 예민한 남자의 경우라면 '배부신경차단술'이라는 방법으로 좋아지는 경우도 있지만 아내의 옷 벗는 모습만 보고도 사정해버리는 심각한 조루 증세가 있는 남자의 경우에는 수술을 한다고 해결되지 않는다. 결국 치료에 적극적이었던 남자도 성관계를 피하는 쪽으로 바뀌게 된다.

심각한 조루 증세는 단순히 생각으로 억제하거나 마취 연고를 바르거나 혹은 수술로는 치료되지 않는다. 이런 경우에는 결여되어 있는 성 감각의 인지를 높여주는 방법으로 치료를 해야 한다. 즉 엄마가 대소변을 가리지 못하는 아이에게 배변 훈련을 통해 조절능력을 갖게 하듯이 조루도 행동요법, 인지요법, 약물요법 등을 통해 성감각의 인지능력을 높여주면 충분히 개선되고 치료될 수 있다.

2. 발기부전, 훈련으로 극복할 수 있다

거의 모든 남성들이 살아가면서 이따금씩 발기가 되지 않는 난처한 경험을 한두 번씩 겪는다. 그 원인은 대개는 어느 심리학자가 "페니스의 지혜"라고 부르는 것일 경우가 많다. 즉 파트너와의 관계에 어떤 문제가 있다거나, 피로, 감기, 약물이나 알코올 중독 같은 육체적인 피로의 신호, 혹은 새로운 파트너, 섹스에 대한 두려움, 긴장 같은 정신적인 스트레스가 원인이기 때문에 크게 걱정할 필요가 없다.

만약 섹스를 할 때마다 심각한 발기부전으로 고통을 겪는 사람이라면 먼저 그것이 생리적인 원인인지 따져보고 그 생리적인 문제부터 해결해야 한다. 당뇨병, 전립선 질병, 동맥경화, 알콜 중독, 척수 손상, 디스크의 문제 등이 발기부전을 일으킨다. 진정제, 항우울제, 혈압저하제와 같은 약물도 발기부전을 유발할 수 있다.

무엇보다 발기가 잘 안 된다는 것은 혈액순환이 부실한 총체적인 문제일 수도 있다.

남성기의 혈관은 다른 혈관에 비해 무척 가늘고 예민해서 '작은 충격'에도 더 빨리 망가진다. 정력과 발기력이 떨어졌다면 몸속의 더 크고 더 중요한 혈관, 예를 들어 뇌혈관이나 심장혈관도 병이 들기 시작했다는 경고다. 음경혈관에 문제가 생기면 발기력 감퇴에 그치지만, 심장혈관이나 뇌혈관에 문제가 생기면 그 끝은 심장마비나 뇌졸중이다. 발기력 감퇴를 대수롭지 않게 생각하는 사람은 많은 의학자들이 발기력을 건강의 척도라고 부르는 이유를 명심할 필요가 있다.

그렇다면 발기부전의 원인이 심리적인 것인지 생리적인 것인지 어떻게 알 수 있을까?

먼저 지난 1~2주간 발기된 채로 깨어난 적이 있는지 기억을 더듬어보라. 남성의 페니스는 잠자는 동안 적어도 한두 번 이상 발기되며 매회 약 30분간 지속된다. 특히 건강한 남성이라면 아침마다 발기가 된 상태를 확인할 수 있을 것이다. 만약 아침에 눈을 떴을 때 '텐트를 친' 상태였다면 당신의 발기부전은 생리적인 문제와 상관이 없을 것이다. 혹 상황을 판단하기 애매하다면 집에서 해볼 수 있는 간단한 시험법이 있다.

잠자기 전에 석 장 이상 이어진 우표에 침을 발라 평소의 흐늘흐늘한 페니스에 빙 둘러 감는다. 깨어났을 때 우표가 찢어져 있다면 육체적으로 발기가 가능한 경우이다. 만약 우표가 멀쩡하고, 손으로 자극해도 발기할 수 없다면 병원에 가서 진찰을 받아보아야 한다.

예기치 않은 순간 발기부전과 맞닥뜨리게 됐을 때 우선적으로 기억해야 할 것은 당신 스스로를 비난하거나 파트너를 원망하지 않고 유머 감각을 가지고 의연하게 대처해야 한다는 것이다. 한때의 발기불능이 당신이 남성답지 않다거나 파트너가 여성스럽지 않다는 것을 의미하지 않는다.

먼저 페니스가 단단하게 발기되어야만 섹스를 할 수 있다는 고정관념을 버리자. 발기가 충분히 되지 않았더라도 전 파트너의 협력 하에 부드러운 상태에서도 얼마든지 여성의 질에 삽입을 할 수 있다. (이를 위해서는 여성의 질이 충분히 젖어 있어야 한다. 그러니 삽입을 시도하기 전에 여성을 애무하여 체액이 충분히 분비되도록 한다.) 부드럽고 따뜻한 여성의 질만큼 발기력을 회복시켜주는 특효약은 없다.

페니스가 단단해야 한다는 강박이 오히려 남성의 발기를 방해하기도 한다. 당신과 부드러운 페니스로도 단단한 페니스 못지않게 극도의 쾌감을 느낄 수 있다는 사실을 인식하면 큰 도움이 될 것이다.

발기부전의 일반적인 원인은 페니스를 충분히 자극하지 않는 물리적인 요인에 있다. 대부분의 남성들은 발기를 위해 페니스에 대한 직접적인 자극이나 마사지를 필요로 하고, 이러한 필요성은 나이가 들어갈수록 더욱 증가한다.

발기가 잘되지 않는다면 먼저 파트너의 손이나 입으로 페니스를 자극해 발기를 유도해보자. 여성 파트너가 손과 혀로 남성의 성기를 자극할 때는 매우 적극적으로, 빠르고 강하게 움직여줘야 한다. 자신의 몸보다는 먼저 파트너의 몸에 주의를 집중하는 것도 도움이 된다. 당장 발기가 되지 않는다 하더라도 먼저 여성의 몸을 애무하고 자극하는 등 파트너의 즐거움에 집중하다 보면 종종 남성의 흥분을 크게 자극할 수 있다.

계속해서 강조하지만 발기의 과정에는 신체적인 요소와 정신적인 요소 모두가 포함되어 있다. 당신의 성기가 제대로 기능하고 있고 적절한 자극을 가하고 있는데도 불구하고 여전히 발기가 제대로 이루어지지 않는다면 섹스에 대한 불안, 죄의식, 두려움, 혹은 다른 심리적 원인을 고려해볼 필요가 있다.

우리는 발기가 자동적인 과정이 되어야 하고 강한 남자라면 언제라도 섹스가 가능하다고 생각한다. 하지만 이것은 진실이 아니다. 그러니 당장 발기부전으로 섹스가 불가능한 상태라면, 그리고 그 원인이 생리적인 것이 아니라면 먼저 파트너와 솔직한 대화를 갖고 당신 자신이 진정으로 섹스를 원하고 있는지 알아보아야만 한다.

만약 섹스를 원하고 있음에도 발기부전을 겪고 있다면 정신과 치료나 성치료를 받아야 한다. 남성의 페니스와 남성의 성에 대한 잘못된 속설들과 과장된 광고의 범람 때문에, 대부분의 남성들은 섹스를 일종의 기술로 생각한다. 하지만 당신이 섹스 스킬이나 섹스의 시간, 횟수, 그리고 당신의 파트너를 얼마나 만족시켰느냐 하는 관점에서 멀어지면 멀어질수록 당신의 발기는 오히려 수월해질 것이다. 앞에서도 언급했듯 여성은 남성의 테크닉이나 성기의 크기보다 자신에 대한 남성의 태도와 섹스에 대한 자세에 더욱 관심을 갖는다는 것을 잊지 말아야 할 것이다.

발기부전은 생리적 문제나 정신적인 문제에서 비롯될 뿐 아니라 때로 지나친 육체적·성적 고갈이 원인이 되는 경우도 있다. 젊은 시절 성적으로 방탕하고 문란한 생활을 한 사람들이 나이가 들수록 기력이 쇠하는 것을 일례로 들 수 있다. 그러니 어떤 경우 사정을 피하는 것만으로도 양기가 충전돼 발기부전이 회복된다.

양기를 충전하는 가장 좋은 방법으로는 고환 마사지가 있다. 정력을 좌우하는 남성호르몬(테스토스테론)은 고환에서 생성된다. 고환을 주무르거나 두드리고 페니스와 고환의 힘줄을 잡아당기는 등의 마사지를 통해 고환의 혈액순환을 도와 고환을 건강하게 유지할 수 있다.

〈고환 마사지하기〉
 1) 양손을 서로 비벼 따뜻하게 데운다.
 2) 양손의 엄지손가락과 나머지 손가락으로 고환 한 쪽을 잡는다. (이때 손가락 사이의 고환은 작은 살구처럼 느껴져야 한다)

3) 1~2분 동안 손가락으로 힘차면서도 부드럽게 고환을 마사지한다. 고환이 아프거나 민감하다면 혈액순환에 문제가 있다는 것이다. 이럴 땐 고통이 사라질 때까지 가볍게 오랫동안 문지른다.

4) 페니스를 위로 죽 잡아 올려 고환을 노출시킨 후, 1~2분 동안 중지로 톡톡 두드린다. 이는 고환에 활력을 불어넣고 정자 생산을 증진시키는 데 도움이 된다.

5) 엄지손가락과 집게손가락, 가운데손가락으로 페니스와 고환을 한꺼번에 감싸 쥔다. 그리고 엉덩이를 뒤로 당기면서 손으로 잡은 페니스와 고환을 앞으로 잡아당긴다. 엉덩이를 오른쪽으로 내밀면서 손으로 잡은 페니스와 고환은 그 반대방향인 왼쪽으로 잡아당긴다. 엉덩이를 왼쪽으로 내밀면서 페니스와 고환은 오른쪽으로 잡아당긴다. 마지막으로 발꿈치를 들어올려 엉덩이 근육에 힘을 주면서 페니스와 고환을 아래로 당김으로써 끝낸다. 이 훈련을 9회, 18회, 36회 실시한다. 정액을 만들어내는 고환을 건강하게 만들어주는 방법이다.

3. 페니스, 수술 없이 크게 키울 수 있다

누누이 강조하지만 섹스의 즐거움은 페니스의 크기와 상관이 없다. 하지만 페이스가 몇 센치 더 길어지는 것을 싫어할 남자가 어디 있겠는가?

페니스를 길게 만드는 수술은 신경 손상과 감각 감퇴, 발기부전, 발기 각도의 저하, 피부 돌출, 흉터, 감염 등을 일으킬 수 있다. 성기 확대술을 받았다가 페니스가 검푸르게 변하는 괴저가 일어나 원래 페니스의 반을 떼어내야 했던 사례도 있다. 자가 지방을 이식해 성기를 더 크게 만드는 데는 성공했지만 혈액이 제대로 공급되지 않아 생긴 끔찍한 일이다.

페니스의 길이나 크기보다 중요한 것은 발기의 힘이다. 길고 크지만 무르고 부드러운 페니스보다 짧고 작지만 돌처럼 단단한 페니스가 훨씬 상급인 것이다.

사실 대부분의 남성들이 페니스의 크기에 대해 관심을 갖고 자신의 크기에 대해 의구심을 갖게 되는 것은 침대 위가 아니라 대중목욕탕에서이다. 명심하라. 발기된 페니스보다 흐늘흐늘한 페니스에 더 큰 변수가 존재한다. 평소 작게 보이는 페니스는 크게 보이는 페니스보다 섹스를 할 때 더 많이 커진다. 또 내려다보는 각도 때문에 자신의 페니스는 으레 다른 사람 것보다 작게 보인다. '남의 떡'이 더 커 보이는 것이다.

그래도 페니스의 크기가 신경 쓰인다면, 값비싸고 위험천만한 성기확대술보다 페니스 확장을 위한 운동과 스트레칭을 시도해볼 필요가 있다.

페니스 확장 훈련법에 대한 과학적 증거는 미미하지만, 어떤 조사에 의하면 페니스 확장 훈련 프로그램에 참여한 110명의 남성들의 페니스 크기가 평균 0.5~2.5cm 정도 확장되었다는 사실이 보고되었다고 한다.

페니스를 전혀 사용하지 않으면 페니스가 몸속으로 조금씩 후퇴하여 위축되는 것은 분명한 사실이다. 그러므로 페니스를 자주 사용하면 페니스가 조금씩 커진다는 것도 일리 있는 말이다.

찬물에서 수영하거나 냉탕에 몸을 담그고 난 후, 페니스가 평소보다 작게 위축된 경험을 다들 겪었을 것이다. 이는 실제로 페니스와 치골을 연결하고 있는 몸속 현수인대(Suspensory ligament)가 수축해 페니스가 몸속으로 5~10cm 들어갔음을 의미한다. 잦은 발기와 성행위를 통해 페니스의 숨은 부분, 즉 현수인대를 몸 밖으로 빼낸다는 이론이다.

일정 기간 동안 페니스를 키우는 방법을 실험한 결과, 한두 달 내에 페니스를 2~3cm나 키울 수 있는 것으로 밝혀졌다. 하지만 이것은 어디까지나 당신의 신체구조, 건강, 그리고 나이에 달려 있다. 젊고 몸이 유연한 남성일수록 유효한 방법인 것이다. 혈액순환이 원활하지 못하면 이 훈련으로 가시적인 효과를 보기가 어렵다. 하지만 효과가 있든 없든, 이 훈련법을 통해 전립선을 포함해 생식기 계통을 자극하고 활성화시킬 수 있다.

〈페니스가 길어지는 스트레칭〉

1) 먼저 코를 통해 숨을 들이마시고 그것을 복부로 끌어내린다. 즉 복식호흡을 한다. (공기가 가슴에 남아 있는 느낌이면 안 된다.)

2) 복부에 가득한 공기를 일종의 에너지 구체로 생각하고 그것이 복부에서 골반을 통해 페니스로 밀려들어 가는 것을 상상하라. 이는 실제로 몸의 기가 페니스로 흘러들어가도록 돕는다.

3) 에너지 구체가 페니스 내로 밀어넣은 후, 왼손의 검지부터 약지까지의 세 손가락으로 항문과 음낭 사이의 회음부를 눌러 페니스로 흘러 들어간 에너지가 새어나가지 못하게 한다.

4) 회음부를 계속 누른 채 정상적으로 호흡한다.

5) 오른손으로 페니스를 쥐고 앞으로 부드럽게 6~9회 잡아당기기 시작한다. 그다음 오른쪽으로 6~9회, 왼쪽으로 6~9회, 아래로 6~9회 잡아당긴다.

6) 엄지손가락으로 귀두를 부드럽게 문질러 발기를 유도한

다. 만약 발기가 잘되지 않으면 문지르는 동안 좀더 힘을 가해 잡아당긴다.

7) 페니스 전체를 감싸 쥔 채, 엄지손가락과 집게손가락으로 페니스의 기둥을 둥글게 에워싸서 앞으로 잡아당긴다. 이는 에너지를 페니스의 귀두로 몰아준다. 9회 실시한다.

8) 오른손으로 페니스를 잡아 오른쪽으로 당기고, 작은 원을 그리며 페니스를 돌린다. 먼저 시계방향으로 6~9회, 그 다음 반시계방향으로 6~9회 돌려준다. 다음엔 왼손으로 왼쪽으로 잡아당기며 마찬가지로 작은 원을 그리며 같은 방식으로 방향을 바꾸어가며 페니스를 돌린다. 이를 각각 6~9회 실시한다.

9) 발기된 페니스를 계속 바깥쪽으로 당기며 오른쪽 안쪽 허벅지에 가볍게 두드린다. 이를 6~9회 실시한 후 왼쪽 안쪽 허벅지에 같은 동작을 반복한다.

10) 스트레칭을 마친 후, 페니스를 따뜻한 물에 1분 동안 담근다. 이는 페니스가 따뜻한 기운을 흡수해 팽창하도록 도와준다.

여기서 잠깐. 만족스러운 성생활을 위해 페니스 확대훈련법보다 더 효과적인 방법이 있다. 그것은 삽입하기 전에 상대 여성을 충분히 흥분시키는 것이다. 앞에서 언급했듯, 여성은 일반적으로 클리토리스와 질 입구의 4~5cm 지점에서 가장 강렬한 쾌감을 느낀다. 그것은 작은 페니스를 가진 남성이라도 여성의 가장 민감한 부위에 닿을 수 있다는 것을 의미한다.

사실 더 심각한 문제는 남성의 페니스가 여성에 비해 너무 큰 경우이다. 비록 여성의 질이 탄성을 가지고 있지만, 자칫 잘못하면 이런 불균형은 큰 고통을 초래할 수 있다. 만약 너무 큰 페니스가 고민이라면 한 가지 해결방법이 있다. 삽입을 원하는 길이만큼 페니스 둘레에 손수건을 묶는 것이다. 이는 또한 페니스의 귀두를 확장시켜 양쪽 모두에게 큰 즐거움을 선사해 주는 이점이 있다. 다만 페니스에 20분 이상 혈액이 순환하지 않으면 위험해질 수 있으므로 시간 안에 반드시 수건을 풀어주어야 한다.

반복해서 강조하건대 진정으로 섹스를 즐기는 방법을 터득하면 페니스의 크기에 연연했던 기억은 아득한 과거로 사라질 것이다.

두 가슴이 조화롭게 화합한 상태에서 에너지가 몸을 통해 자유롭게 만나고 흐를 때, 짧고 작은 성기는 자연스럽게 점점 더 길어지고 커지며, 부드럽고 약한 성기는 자연스럽게 점점 더 단단해지고 강해질 것이다. 음양의 이치가 그러하다.

4. 정자 수, 손쉽게 늘릴 수 있다

덴마크의 내분비학 연구팀의 조사에 따르면 미국과 다른 20개국 남성의 정자 수가 지난 50년 사이 50%나 급감했다고 한다. 지나치게 타이트한 속옷과 환경오염, 스트레스, 활동 부족, 인스턴트식품의 섭취 등이 그 원인으로 거론되고 있다. 분명한 것은 현대 남성들과 조상 남자들의 정자 수에는 어마어마한 차이가 있다는 사실이다.

낮은 정자 수는 잘 알려진 바대로 불임의 주요 원인이다. 정자수가 줄어드는 것과 비례하여 출산율이 감소하는 것은 그리 놀라운 일이 아니다.

적은 정자 수를 가진 남성이라면 간단한 방법으로 정자수를 늘릴 수 있다는 사실에 놀랄 것이다. 정자수를 늘리는 법. 그것은 바로 사정을 하지 않는 것이다! 어느 연구에 의하면 사정하지 않을 때마다 정자의 수가 5천만 개에서 9천만 개 정도 늘어난다고 한다.

단지 사정을 하지 않는 것으로 정자의 보유량을 늘여가는 것에서 더 나아가, 당신은 고환을 흔들거나 톡톡 치는 등의 마사지를 함으로써 고환의 기능을 더욱 활성화시킬 수 있다. 삼각팬티보다 트렁크팬티를 입어 고환과 페니스가 자유롭게 흔들릴 수 있도록 하는 것도 정자 생산에 도움이 된다. 하지만 우리는 하루의 대부분을 사무실 책상 앞에 앉아서 보내는 만큼 고환의 운동을 도와줄 필요가 있다. 허리에 손을 얹고 똑바로 서서 무릎을 가볍게 튕기면서 고환을 위아래로 흔들어주자. 허리와 엉덩이를 앞뒤좌우로 흔들어주자. 이러한 간단한 운동만으로도 생식기에 대한 혈액의 공급을 돕는다.

5. 성적 트라우마, 얼마든지 극복할 수 있다

최근에야 남성에 대한 성적 폭력이 법적인 처벌의 대상으로 인정될 만큼 우리 사회는 남성이 겪는 성적 폭력에 무지하다. 불쾌한 섹스는 여성뿐 아니라 남성에게도 평생의 상처를 남긴다. 여성뿐 아니라 남성도 성적으로 착취당할 수 있다.

만약 당신이 강압적이거나 원치 않는 섹스를 한 경험이 있다면 그것은 알게 모르게 당신에게 성적으로나 정서적으로 상처를 남겼을 것이다. 상처가 있다면 그냥 내버려두지 말라. 전문 상담사나 치료사를 찾아가 만나보라. 물론 당신은 과거의 고통보다 현재의 즐거움을 생각함으로써 당신 자신의 힘으로 트라우마를 극복할 수도 있다.

상처가 있는 사람은 쉽게 부정적인 생각과 감정에 휘말린다. 과거의 실수, 사고, 잘못된 순간으로 끊임없이 회귀하며 괴로워한다. 몸은 현재에 있는데 정신은 과거를 떠돌며 지나간 고통을 반복해서 체험하는 것이다. 이는 자신을 사랑하는 방법이 아니다. 현재에 집중하라. 당신의 몸이 지금 느끼고 있는 감각에 집중하라. 지금 당신이 사랑하는 사람에게, 지금 느끼는 감각이 얼마나 좋은지 집중하라.

만약 한창 사랑을 나누고 있는데 불현듯 과거의 불쾌한 감정이 떠오른다면, 무리하지 말고 하던 일을 멈추고 당신의 파트너와 지금 당신에게 떠오른 느낌을 나누는 것이 가장 좋다.

만약 당신의 성적인 트라우마를 누군가와 나누고 싶지 않다면, 그저 당신을 불편하게 하는 파트너의 행동이 무엇인지 말하라. 주의해야 할 점은 상대 여성의 어떤 행동을 비난하기보다는 그녀가 해주었으면 하는 것을 말해야 한다는 것이다.

만약 더 이상 섹스를 할 마음이 들지 않는다면, 더구나 그 파트너가 앞으로도 관계를 지속시키고 싶은 애정의 대상이라면 서로의 몸을 껴안고 서로 마사지를 해주거나 서로의 눈을 응시하며 조용히 대화를 나누는 것을 추천한다. 섹스를 하지 않더라도 살갗과 살갗의 만남은 손상된 마음을 회복시키는 데 좋다. 특히 이럴 경우 파트너와 함께하는 접촉 명상이 큰 도움이 된다.

서로의 몸을 만지며 진행하는 접촉 명상은 특히 당신과 파트너의 몸과 마음이 서로 연결되어 있음을 느끼고 친밀감을 극대화시키는 방법이다.

접촉 명상을 천천히 진행하며 몸 전체를 만짐으로써 당신은 당신의 정력을 극대화시키고 열정적으로 의미심장한 체험을 만끽할 수 있게 된다.

섹스에는 육체적 정서적 치유력을 가지고 있다. 섹스의 힘을 현명하고도 올바르게 사용할 줄 아는 지혜가 필요하다.

〈접촉 명상〉

1) 다리를 꼬거나 무릎을 꿇고 앉아 서로 마주보라. 방 안의 조명은 너무 밝지 않게 은은하게 한다. 촛불을 켜두는 것도 좋은 방법이다.

2) 두 손으로 당신의 머리부터 발끝까지 천천히 만진다.(파트너가 만지지 않았으면 하는 부위는 피한다. 성기 부위는 마지막까지 남겨둔다)

3) 여성 파트너가 손으로 당신이 막 만진 각 부위를 따라서 만지도록 한다.

4) 순서를 바꾸어 여성 파트너가 자신의 몸을 만지게 하고 당신이 그것을 따라서 만진다.

5) 포옹하고 서로의 호흡을 느낀다.

[정확하게 알아보기 8] 오르가즘을 느끼는 단계적 훈련법

이 훈련의 가장 중요한 요소는 자신의 흥분 정도를 주시하고 있다가 남성은 사정하기 전에, 여성은 오르가즘 폭발 직전에 동작을 멈추는 것이다. 그리고 바로 그때 지금까지 배운 여러 훈련법을 동원해 흥분의 강도를 조절한다. 이 훈련을 반복하면 남성은 사정 조절이 쉽게 이루어지고 여성은 자신의 몸 전체를 통해 성감이 연꽃처럼 활짝 피어나게 됨을 느낄 수 있을 것이다. 훈련에 돌입하기 전에 당신이 인지해야 할 부분이 있다. 우선 자신의 흥분 단계를 0에서 10까지 구분해보자. 숫자 놀음을 싫어한다 해도 이는 결코 어려운 것이 아니다. 전혀 흥분되지 않은 상태를 0이라고 하고 최절정의 상태를 10으로 정한다. 그리고 약간 흥분한 상태는 2와 3이 되고 최절정 바로 직전인 9.5는 돌아올 수 없는 지점이 되는 것이다. 평소 흥분했을 때 자신의 흥분 단계를 면밀하게 관찰하는 훈련부터 실시하라. 그 뒤에는 이것만 기억하면 된다. 자신의 흥분 정도를 주의 깊게 관찰하면서 남성은 사정 직전 그것을 지연하고 여성은 오르가즘 폭발 직전에 그것을 지연시키는 것!

step 1 한 사람이 편안하게 눕고 다른 한 사람이 누운 사람의 몸을 어루만진다. 먼저 손, 발, 다리, 팔로부터 시작해서 은밀한 부위로 서서히 옮아가며 부드럽게 애무한다.

step 2 애무를 받는 이는 점점 증가하는 자신의 흥분 상태를 주시한다. 이때 흥분의 6단계 정도까지 올라가면 파트너에게 애무를 멈추라는 신호를 보낸다.

step 3 이제 깊게 호흡하며 PC근육을 가볍게 수축한 뒤 흥분을 4단계까지 떨어뜨린다.

step 4 다음 흥분의 8단계를 목표로 파트너에게 다시 자극을 시작하도록 한다. 8단계에 이르렀으면 다시 자극을 멈추게 하고 깊게 호흡하며 흥분을 6단계까지 떨어뜨린다.

step 5 흥분의 9.3단계(돌아올 수 없는 지점의 직전)를 목표로 파트너에게 다시 자극을 시작하도록 한다. 발기나 흥분 단계, 호흡 변화와 심장 박동 증가 등 자신의 흥분 정도에 세심하게 주의를 기울여라.

step 6 돌아올 수 없는 지점에 근접했음이 느껴질 때(여성은 오르가즘의 절정에 도달했을 때), 행위를 멈추고 깊게 호흡하며 PC근육을 가볍게 수축하라. 사정을 최대한 늦추며 오르가즘을 몸 전체로 확장하라. 무엇보다 중요한 것은 자신의 흥분 상태를 주의 깊게 관찰해 제때(적어도 돌아올 수 없는 지점에 이르기 수초 전에) 멈추는 것이다.

step 7 위의 훈련을 반복하면서 사정하지 않고 몇 차례 절정에 도달한 후 멈춘다. 이후에 당신은 평온함과 활력을 느낄 수 있을 것이다. 자신의 성에너지가 몸 안에서 순환하는 것을 느껴보라. 심장이 두근거리고, 온몸이 따끔거리고, 몸 안의 혈관을 따라 찌릿한 감각이 느껴질 것이다.

간혹 위의 훈련을 하는 도중이나 이후 골반에 압박감이 올 수 있다. 이는 그 부위로 피와 기(氣), 그리고 증가된 성에너지가 모였기 때문이다. 하지만 성에너지가 몸 전체로 확장됨에 따라 골반의 압박감은 점차 줄어들 테니 염려하지 않아도 된다.

| 맺음말 |

정력을 과시하고 싶은 남자들에게 고함

　지금까지 정력에 대한 모든것과 정력을 강화하는 방법, 정력을 제대로 누리고 이용하는 법 등에 대해 알려드렸습니다.
　이제 즐거운 섹스를 위해서는 지속적인 운동을 통해 기초체력을 다지고, 건강한 먹을거리를 먹으며, 무엇보다 상대방에게 진지한 애정을 가지고 깊은 정서적 교감을 나누어야 한다는 것을 확실하게 배우셨을 겁니다.
　진정한 정력가가 되고 싶다면 남성 우월감, 소극적인 태도, 이기적인 마음가짐을 버려야 한다는 것 등을 말이지요.
　물론 조금은 약이 오르게도, 천성적으로 타고난 정력가도 있습니다. 별다른 노력을 하지 않아도 그와의 잠자리에서는 여자들이 특별한 만족감을 느낍니다. 별다르게 챙겨 먹지 않아도 하룻밤에 몇 번씩 해도 나가떨어지지를 않습니다. 별다르게 운동을 하지 않아도 매일 밤 지치지 않고 뭇 여성들을 상대합니다. 참 간편하게, 쉽게 사는 것처럼 보입니다.
　어떤 분들은 이처럼 타고난 정력가를 부러워하며 정력을 유지하기 위해 절제와 노력을 해야 하는 자신을 한탄할 수도 있겠습니다.

그러나 타고난 정력가들이여, 우리는 카사노바의 인생과 그의 최후를 기억할 필요가 있습니다. 희대의 바람둥이로 이름을 날렸던 카사노바는 사실 방탕한 젊은 날로 인해 일찌감치 성불구자가 되었습니다. 그는 40대 중반 이후로는 그 대단했던 남성을 단 한 번도 '일으켜 세워보지' 못한 채 쓸쓸히 살다가 73세를 일기로 비참하고 불운한 인생의 막을 내렸지요.

자신의 타고난 정력을 자랑하듯, 물 쓰듯 헤프게 쓰고 다니는 사람을 부러워하지 마십시오. 누누이 강조해온 대로 진정한 정력은 상대 여성과의 즐거움이 최고의 정점에서 합일을 이루고, 세상 무엇도 끊어낼 수 없을 만큼 깊고 끈끈한 유대감을 형성하는 것입니다. 인생을 더욱 행복하게 끌어올리는 능력이기도 합니다.

낭비하는 정력, 과시하는 정력은 몸의 양기를 빨리 소진시키고 인생의 허무함을 더욱 짙게 할 뿐이라는 것을 기억합시다.

진정으로 멋진 정력가는 자신의 힘을 자신의 여자에게만 자랑한다는 것을 기억합시다.

정력의 재발견
벗겨봐

1판 1쇄 인쇄 | 2014년 03월 12일
1판 1쇄 발행 | 2014년 03월 19일

지은이 | 양우원
발행인 | 이용길
발행처 | _{MOABOOKS} 모아북스

관리 | 정 윤
디자인 | 이룸

출판등록번호 | 제 10-1857호
등록일자 | 1999. 11. 15
등록된 곳 | 경기도 고양시 일산동구 호수로(백석동) 358-25 동문타워 2차 519호
대표 전화 | 0505-627-9784
팩스 | 031-902-5236
홈페이지 | http://www.moabooks.com
이메일 | moabooks@hanmail.net
ISBN | 978-89-97385-41-6   13040

· 좋은 책은 좋은 독자가 만듭니다.
· 본 도서의 구성, 표현안을 오디오 및 영상물로 제작, 배포할 수 없습니다.
· 독자 여러분의 의견에 항상 귀를 기울이고 있습니다.
· 저자와의 협의하에 인지를 붙이지 않습니다.
· 잘못 만들어진 책은 구입하신 서점이나 본사로 연락하면 교환해 드립니다.

_{MOABOOKS}모아북스는 독자 여러분의 다양한 원고를 기다리고 있습니다.
(보내실 곳 : moabooks@hanmail.net)

독자 여러분의 소중한 원고를 기다립니다

독자 여러분의 소중한 원고를 기다리고 있습니다.
집필을 끝냈거나 혹은 집필 중인 원고가 있으신 분은
moabooks@hanmail.net으로 원고의
간단한 기획의도와 개요, 연락처 등과 함께 보내주시면
최대한 빨리 검토 후 연락드리겠습니다.
머뭇거리지 마시고 언제라도
모아북스 편집부의 문을 두드리시면
반갑게 맞이하겠습니다.